Klinische Untersuchungstests
in Orthopädie und Unfallchirurgie

Franz Josef Müller
Christian Schuster
Bernhard Weigel

Klinische Untersuchungstests in Orthopädie und Unfallchirurgie

Mit 123 Abbildungen

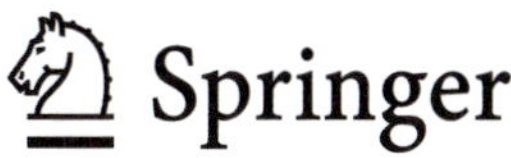

Dr. Franz Josef Müller
Regensburg

Dr. Bernhard Weigel
Praxis für Unfallchirurgie und Sportmedizin
Erding

Dr. Christian Schuster
Kösching

ISBN 978-3-642-39690-8
DOI 10.1007/978-3-642-39691-5

ISBN 978-3-642-39691-5 (eBook)

Die Deutsche Nationalbibliothek verzeichnet diese Publikation in der Deutschen Nationalbibliografie; detaillierte bibliografische Daten sind im Internet über http://dnb.d-nb.de abrufbar.
Auszug aus Weigel/Nerlich: Praxisbuch Unfallchirurgie, 2. Aufl. 2011, ISBN 978-3-642-10788-7

Springer Medizin
© Springer-Verlag Berlin Heidelberg 2013

Planung: Antje Lenzen, Heidelberg
Projektmanagement: Barbara Knüchel, Heidelberg
Projektkoordination: Heidemarie Wolter, Heidelberg
Umschlaggestaltung: deblik, Berlin
Satz: Fotosatz-Service Köhler GmbH – Reinhold Schöberl, Würzburg

Springer Medizin ist Teil der Fachverlagsgruppe Springer Science+Business Media

www.springer.com

Vorwort

Klinische Untersuchungstests bilden das Fundament bei der Diagnosestellung von unfallchirurgisch/orthopädischen Krankheitsbildern des Bewegungsapparats.

Nach einer initialen ausführlichen Anamnese können sie bereits vor der weiteren bildgebenden Diagnostik oft die mögliche Diagnose eingrenzen oder gar festlegen.

Hierfür unabdingbar ist es jedoch, sich diese Erkenntnisse anzueignen, praktisch anzuwenden, und auch zu interpretieren.

Bereits im Medizinstudium werden sogenannte Standardtests oft in nur wenigen Stunden gelehrt, erlernt und angewendet, um dann wieder in Vergessenheit zu geraten.

Mit Beginn einer unfallchirurgischen/orthopädischen Facharztweiterbildung muss dieses Wissen aber dann wieder praktisch neu erlernt und umgesetzt werden.

Hierfür ist nun das vorliegende Kitteltaschenbuch gedacht. Auf Wunsch des Springer Verlags nach vielfachen und wiederholten Anfragen von Lesern des »Praxisbuch Unfallchirurgie« wurde hier das Kapitel »Untersuchungstests« nun als eigenständiges Werk ausgekoppelt.

Das Kitteltaschenbuch ist dabei insbesondere fortgeschrittenen Medizinstudenten sowie den jungen Assistenzärzten/-innen am Anfang ihrer Facharztweiterbildung zum Unfallchirurgen/Orthopäden zu empfehlen.

Es muss betont werden, dass die im Kitteltaschenbuch abgebildeten Untersuchungstests nicht das komplette Spektrum aller unzähligen und häufig dann nur vom Autor gering modifizierten Testuntersuchungen darstellen.

Dem Erstautor war es auch wichtig, hinter den sogenannten »Kulissen« zu recherchieren und Zusatzinformationen z. B. zu den Eigennamen der Tests zu geben.

Zuletzt möchten sich die Autoren bei Frau Elisabeth Fischer-Müller bedanken, die sich unentgeltlich als »Patient« zur Verfügung stellte, sowie der Fotoabteilung der Universität Regensburg für die hervorragende Bildqualität der Aufnahmen.

Dr. med. Müller Franz
Oberarzt
Klinik für Unfallchirurgie/Orthopädie und Sportmedizin
Krankenhaus der Barmherzigen Brüder Regensburg
Prüfeninger Str. 86
93049 Regensburg

Inhaltsverzeichnis

Wirbelsäule

F. J. Müller, C. Schuster, B. Weigel
Klinische Untersuchungstests in Orthopädie und Unfallchirurgie,
DOI 10.1007/978-3-642-39691-5_1, © Springer-Verlag Berlin Heidelberg 2013

▪ Rumpfvorbeugetest

Der stehende Patient wird aufgefordert, sich bei durchgestreckten Knien nach vorne zu beugen und dabei seine Hände so weit wie möglich dem Boden zu nähern. Der Abstand zwischen Fingerspitzen und Boden wird mit einem Lineal gemessen oder grob abgeschätzt (◘ Abb. 1.1). Er dient als unspezifisches Maß für die Flexionsfähigkeit der Lendenwirbelsäule, unspezifisch deshalb, weil diese auch von der Beweglichkeit der Hüftgelenke und der Dehnbarkeit der ischiokruralen Muskulatur abhängt. Zudem kann bei der Rumpfvorbeugung auch ein Rippenbuckel als Zeichen einer Skoliose offensichtlich werden.

▪ Schober-Zeichen

Der Untersucher markiert mit einem Stift auf der Haut des stehenden Patienten den prominenten Dornfortsatz S1 und einen zweiten Punkt exakt 10 cm kranial davon. Anschließend wird der Patient aufgefordert, den Rumpf einschließlich Halswirbelsäule so weit wie möglich nach vorne zu beugen. Beim Vorbeugen sollte sich der Abstand der beiden markierten Punkte physiologisch um 5 cm vergrößern (◘ Abb. 1.2). Der Test spiegelt die Beweglichkeit der Lenden-

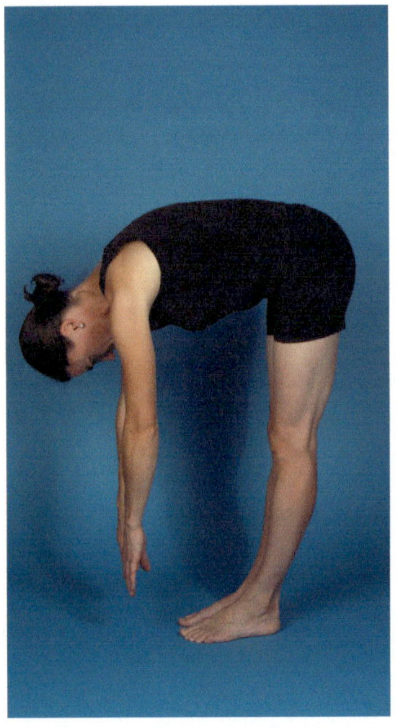

◘ **Abb. 1.1** Rumpfvorbeugetest

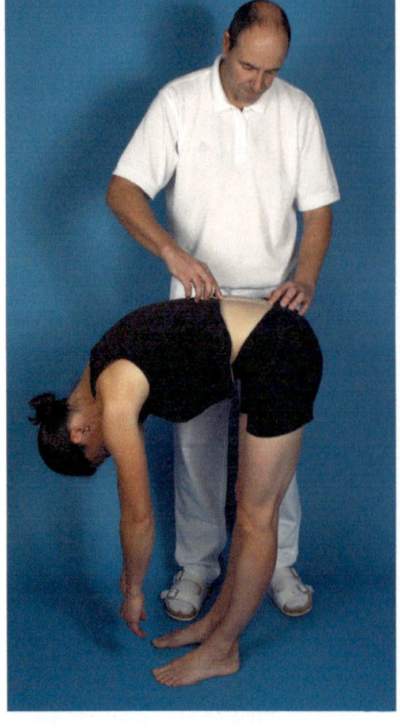

◘ **Abb. 1.2** Schober-Zeichen

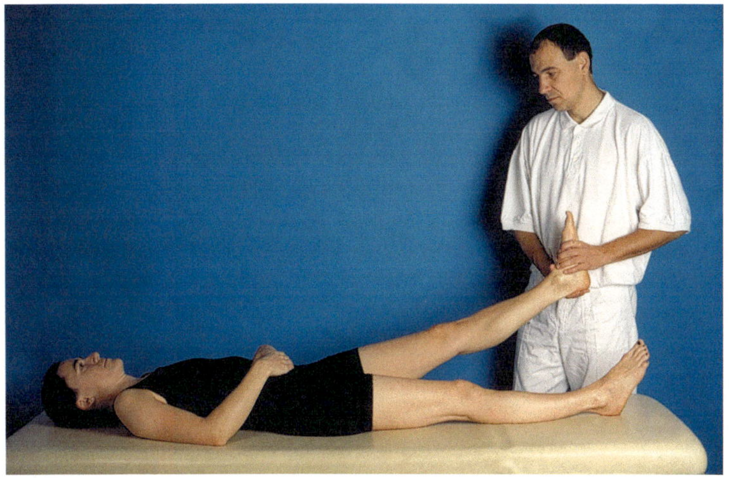

 Abb. 1.3 Lasègue-Test

wirbelsäule wider. Er wurde erstmals 1937 von Paul Schober (1865–1943) beschrieben.

■ Ott-Zeichen

Der Untersucher markiert mit einem Stift auf der Haut des stehenden Patienten den prominenten Dornfortsatz C7 oder T1 und einen zweiten Punkt exakt 30 cm kaudal davon. Anschließend wird der Patient aufgefordert, den Rumpf einschließlich Halswirbelsäule so weit wie möglich nach vorne zu beugen. Beim Vorbeugen sollte sich der Abstand der beiden markierten Punkte physiologisch um 2–4 cm verlängern. Der Funktionstest ist eine Orientierung für die Beweglichkeit der Brustwirbelsäule und wurde von Victor Rudolf Ott (1914–1986) beschrieben.

■ Lasègue-Test

In Rückenlage wird das im Kniegelenk gestreckte Bein durch den Untersucher langsam angehoben (**Abb. 1.3**). Normalerweise sollte in Abhängigkeit vom Alter und der Konstitution des Patienten eine Anhebung des gestreckten Beins bis zu einer Hüftbeugung von mindestens 60° und mehr möglich sein, ohne dass der Patient Schmerzen verspürt. Patienten mit akuter radikulärer Schmerzsymptomatik v.a. im Versorgungsgebiet der Nervenwurzel von L5 und S1 klagen häufig bereits schon bei 30°-Flexion über einen progressiven Schmerz. Die Patienten gleichen dann eine zunehmende Beugung des symptomatischen

Beins in der Hüfte durch Anheben des Beckens aus oder sie steuern muskulär dagegen. Der Grad der Hüftbeugung bis zur initialen Schmerzangabe wird dokumentiert.

Pathomechanisch kommt es durch das Anheben des Beins zu einer Elongation und Translation der lumbosakralen Nervenwurzel bzw. des N. ischiadicus. Bei Vorliegen einer Nervenkompression z. B. durch einen akuten intraforaminalen Bandscheibenprolaps wird über die Stimulation von Rezeptoren zusätzlich eine Entzündungsreaktion ausgelöst, die dann radikuläre Schmerzen verursacht. Aufgrund einer deutlich geringeren Entzündungsreaktion bei chronischer Nervenwurzelkompression oder einer knöchernen Lumbalstenose kann der Untersuchungstest aber auch schwach positiv oder sogar negativ ausfallen. Eher langsam eintretende isolierte Schmerzen im Bereich des Oberschenkels oder der Kniekehle sind häufig auf eine verkürzte ischiokrurale Muskulatur zurückzuführen. Tumoren oder ein Piriformis-Syndrom können ebenfalls einen positiven Lasègue-Test implizieren.

Der Test wurde von Ernest-Charles Lasègue (einem der bekanntesten Psychiater Frankreichs im 19. Jahrhundert) selbst nie publiziert, sondern erst von einem seiner Schüler im Jahre 1881. In der angloamerikanischen Literatur wird dieser Test als »straight leg raising test« bezeichnet. Modifizierte Lasègue-Tests, z. B. das Anheben des gestreckten Beins in sitzender oder stehender Position des Patienten, ergeben keinen weiteren Vorteil und sind weniger aussagekräftig als der Lasègue-Test in liegender Position. Beim gekreuzten Lasègue-Test wird das asymptomatische Bein angehoben. Klagt der Patient über radikuläre Schmerzen im kontralateralen symptomatischen Bein, liegt meist ein ausgeprägter Bandscheibenprolaps vor.

> **Langsam einsetzende unspezifische Schmerzen im dorsalen Oberschenkelbereich oder der Kniekehle sind meist auf einen Dehnungsreiz der ischiokruralen Muskulatur zurückzuführen und werden als Pseudo-Lasègue bezeichnet.**

■ Bragard-Test

Die Bestätigung eines positiven Lasègue-Zeichen kann durch den Test nach Bragard (nach dem Orthopäden Karl Bragard, 1890–1973) erfolgen. Hier wird das gestreckte Bein des liegenden Patienten nach Erreichen der Schmerzgrenze wieder geringfügig bis zur Schmerzfreiheit abgesenkt und dann eine passive Dorsalextension im oberen Sprunggelenk vorgenommen (◘ Abb. 1.4). Werden dadurch erneut radikuläre Schmerzen ausgelöst, liegt eine Nervenwurzelirritation vor.
Synonym: Bragard-Gowers-Zeichen.

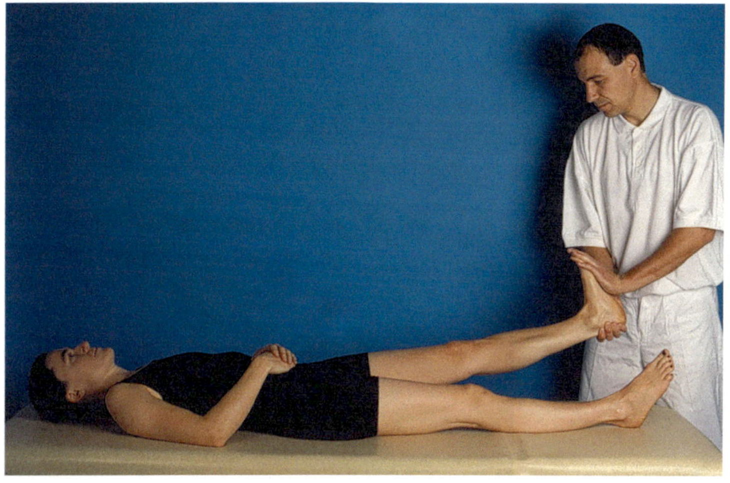

Abb. 1.4 Bragard-Test

■ Differenzialtest nach Lasègue

In Rückenlage des Patienten wird das gestreckte Bein durch den Untersucher langsam bis zur Schmerzgrenze angehoben. Bei Erreichen der Schmerzgrenze wird dann lediglich das Kniegelenk gebeugt (■ Abb. 1.5). Liegt ein radikuläres Schmerzsyndrom vor, nimmt die radikuläre Schmerzintensität durch die Kniebeugung mit Entspannung des N. ischiadicus ab. Differenzialdiagnostisch kann durch diesen Test eine Hüftgelenkserkrankung (z. B. Koxarthrose) abgegrenzt werden, hier bleibt die Schmerzsymptomatik nach Kniebeugung unverändert bestehen.

■ Umgekehrter Lasègue

In Bauchlage des Patienten wird das Kniegelenk gebeugt und das Hüftgelenk gleichzeitig durch den Untersucher extendiert (■ Abb. 1.6). Radikuläre Schmerzen durch Zug am N. femoralis können ein Hinweis auf eine lumbale Wurzelkompression v.a. von L2, L3 und L4 sein. Differenzialdiagnostisch muss wiederum eine Hüftgelenkserkrankung oder eine Verkürzung der Oberschenkelstreckmuskulatur abgegrenzt werden. Alternativ kann das Hüftgelenk auch extendiert werden, während das Kniegelenk in Streckstellung bleibt. Dieser Test kann auch in Seitenlagerung des Patienten vorgenommen werden.

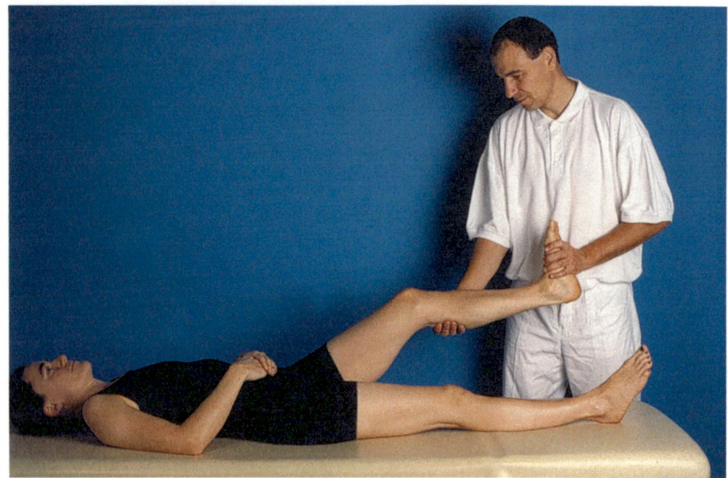

Abb. 1.5 Differenzialtest nach Lasègue

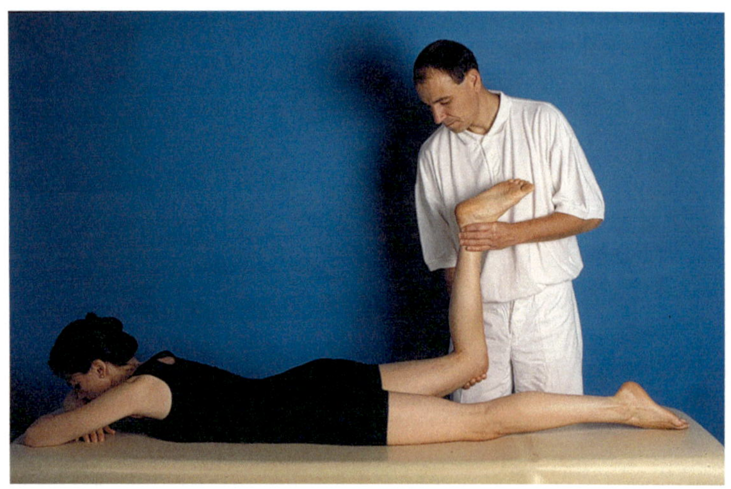

Abb. 1.6 Umgekehrter Lasègue

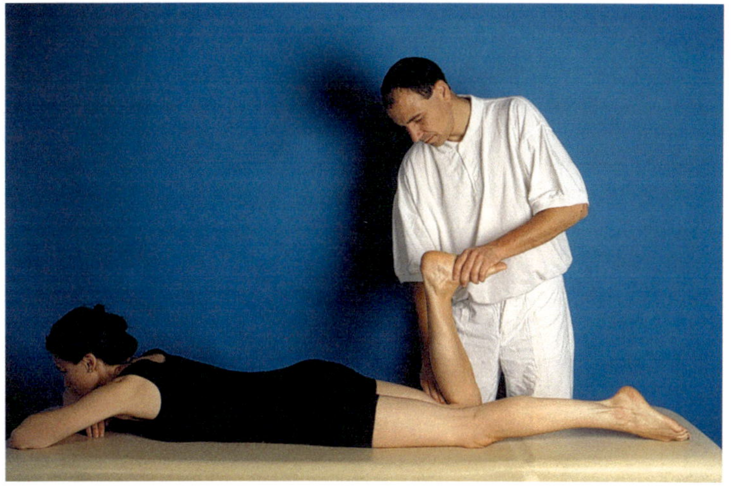

Abb. 1.7 Thomson-Test

■ Thomson-Zeichen

In Bauchlage wird bei dorsal extendiertem Sprunggelenk lediglich das Kniegelenk gebeugt, der Oberschenkel bleibt in Ruhelage. In dieser Position wird mit der Hand des Untersuchers oberhalb der Kniekehle im Verlauf des N. ischiadicus Druck ausgeübt (■ Abb. 1.7). Werden hierdurch Schmerzen spontan ausgelöst oder verstärkt, liegt eine Nervenwurzelirritation v.a. im Versorgungsgebiet von L5 oder S1 vor. Bei Patienten mit Bandscheibenprolaps ist dieser Test meist positiv; allerdings können auch Missempfindungen ausgelöst werden, ohne dass eine radikuläre Irritation vorliegt. Auch hier bringen modifizierte Testveränderungen (z. B. zusätzliche Extension des Hüftgelenks und/oder stärkere Beugung des Kniegelenks über 90–120°) keinen weiteren Vorteil.

■ Kernig-Zeichen

Das Kernig-Zeichen gilt als positiv, wenn bei 60–90° Hüftbeugung (z. B. Sitzen am Bettrand oder bei angewinkeltem Bein im Liegen) der Unterschenkel im Kniegelenk schmerzbedingt nicht gestreckt werden kann. Es tritt z. B. bei Bandscheibenprolaps, entzündlichen oder tumorösen Wirbelsäulenprozessen, aber auch bei Meningismus auf. Wladimir Kernig (1840–1917) war Nervenarzt in St. Petersburg. Er publizierte im Jahre 1882 einen Artikel über ein Dehnungszeichen bei einer meningitischen Reizung.

- **Brudziński-Zeichen**

Der Patient soll entspannt auf dem Rücken liegen. Wenn dann beim passiven Vorbeugen des Kopfs reflektorisch die Beine in den Knie- und Hüftgelenken angewinkelt werden, liegt ein positives Brudziński-Zeichen (Jozef von Brudziński 1874–1917). Mögliche Ursachen sind eine Meningitis, Enzephalitis oder Subarachnoidalblutung.

Thorax

F. J. Müller, C. Schuster, B. Weigel

Klinische Untersuchungstests in Orthopädie und Unfallchirurgie,
DOI 10.1007/978-3-642-39691-5_2, © Springer-Verlag Berlin Heidelberg 2013

■ Thoracic-outlet-Test nach Eden (Kostoklavikulartest)

Der Begriff Thoracic-Outlet-Syndrom fasst alle Kompressionssyndrome des neurovaskulären Bündels im Bereich der oberen Thoraxapertur zusammen. Den verschiedenen Kompressionsmechanismen entsprechend können in unterschiedlicher Ausprägung neurologische, arterielle oder venöse Symptome im Vordergrund stehen oder kombiniert auftreten.

Häufig ist es jedoch nicht möglich, die neurologische von der vaskulären Symptomatik zu differenzieren, da eine Verengung und Kompression im Bereich des Schultergürtels meist alle 3 Strukturen betrifft, wobei überwiegend die neurologische und viel seltener die vaskuläre Symptomatik im Vordergrund steht.

Bei dem Test nach Eden werden am stehenden oder sitzenden Patienten die Schulterblätter so weit wie möglich nach hinten geführt und die Arme nach unten gezogen (◘ Abb. 2.1). Dieser Test weist auf ein positives Ergebnis hin, wenn sich ein Ausfall des Radialpulses und/oder das Auftreten neurologischer Symptome ergeben.

■ Thoracic-outlet-Test nach Roos

Bei diesem auch Elevated-arm-exercise-Test (EAST) genannten Test drückt der Patient beide Schultern so weit wie möglich nach dorsal und kaudal, gleichzei-

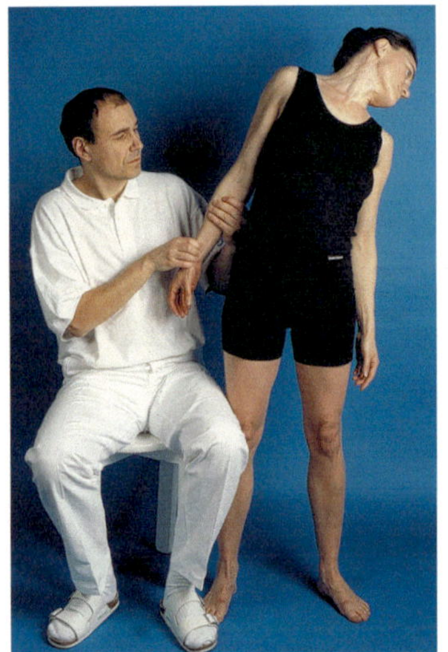

◘ Abb. 2.1 Thoracic-outlet-Test nach Eden

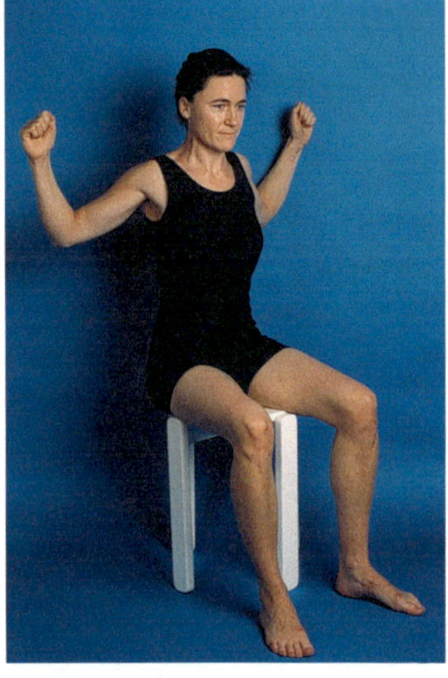

◘ Abb. 2.2 Thoracic-outlet-Test nach Roos

tig werden beide Arme abduziert und im Ellenbogengelenk gebeugt. Die Handflächen werden nach außen rotiert. In dieser Position sollte der Patient 3 min kräftige Faustschlussbewegungen ausführen (◘ Abb. 2.2). Ein positives Ergebnis liegt vor, wenn typische Thoracic-outlet-Symptome auftreten, mit schneller Ermüdbarkeit und Schweregefühl des Arms, Schmerzen auf der Rückseite von Nacken und Schulter und sich entwickelnden Parästhesien in den Fingern mit Ausstrahlung in den Unterarm. Dabei kann das Hautkolorit des betroffenen Arms deutlich abblassen oder es kann sich livide verfärben. Patienten mit Thoracic-outlet-Syndrom lassen aber den Arm häufig verfrüht schmerzbedingt absinken.

Schultergürtel

F. J. Müller, C. Schuster, B. Weigel
Klinische Untersuchungstests in Orthopädie und Unfallchirurgie,
DOI 10.1007/978-3-642-39691-5_3, © Springer-Verlag Berlin Heidelberg 2013

> **Alle Funktionstests an den Extremitäten sollten im Seitenvergleich erhoben werden. Oft lassen sich nur auf diese Weise pathologische von physiologischen Befunden abgrenzen.**

■ Fingerzeichen

Der Patient zeigt den Ort, an dem er Schmerzen verspürt, meist auf zwei Arten: Wenn der Schmerz eher oberflächlich und gut lokalisierbar ist, deutet der Patient mit dem Finger der kontralateralen Hand direkt darauf (◘ Abb. 3.1). Meist ist dann das Akromioklavikulargelenk betroffen.

■ Handflächenzeichen

Liegt der Schmerz tiefer, also im Gelenk, und kann der Patient ihn nicht exakt lokalisieren, legt er die Handfläche des gesunden Arms auf das schmerzhafte Areal, um anzudeuten, in welchem Bereich er seine Beschwerden wahrnimmt (◘ Abb. 3.2). Dieser Test ist häufig bei glenohumeralen oder subakromialen Pathologien positiv. Die Handfläche wird dann unter das Akromion auf den anterolateralen Aspekt des Schultergelenks gelegt.

■ Gelenkkapsel

Ein Kapselmuster gibt ein für jedes Gelenk individuelles und charakteristisches Muster an, in dem ein Gelenk typischerweise einsteift, wenn durch ein Krank-

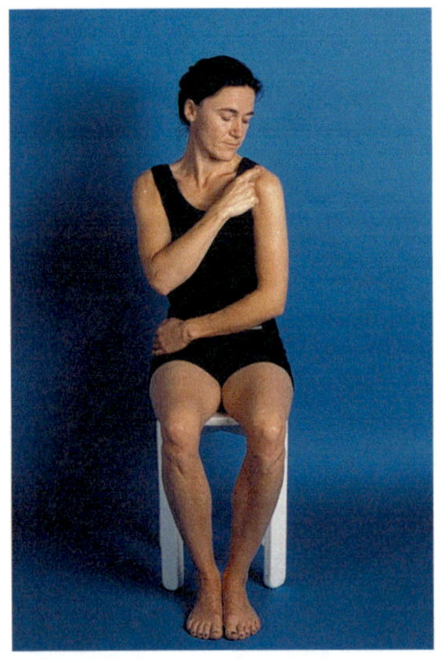

◘ **Abb. 3.1** Fingerzeichentest

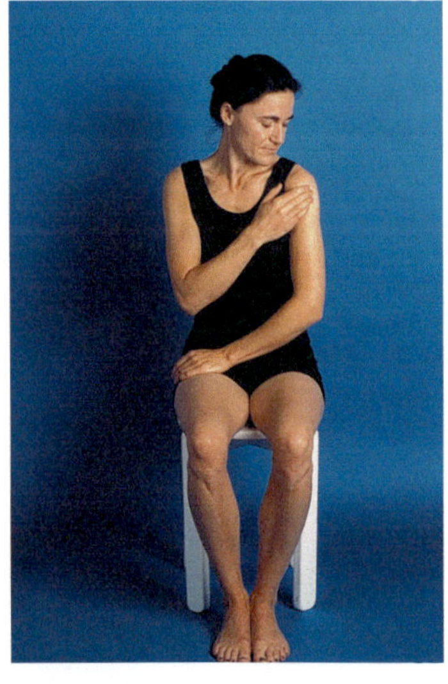

◘ **Abb. 3.2** Handflächenzeichentest

heitsbild die Kapsel in ihrer Gesamtheit betroffen ist. Die Bewegungsein-
schränkung ist dabei von einem generierten Schmerz unabhängig. Die Bewe-
gungsausmaße werden passiv getestet. Das Ausmaß der Einschränkung bestimmt die Ratio.

> **Das Glenohumeralgelenk steift bei einer degenerativen Erkrankun-
> gen folgendermaßen ein: Die Außenrotation stärker als die Abduk-
> tion und die wiederum stärker als die Innenrotation in einem Ver-
> hältnis von 3:2:1. Bei einem Kapselmuster des Glenohumeralgelenks
> ist die Außenrotation die am stärksten eingeschränkte Bewegung.**

Findet man bei einem Patienten bei passiven Bewegungen im Seitenvergleich
diese Bewegungseinschränkungen, dann liegt mit sehr großer Sicherheit ein
Kapselmuster vor. Sind nicht alle Bewegungen eingeschränkt und nicht im
oben genannten Verhältnis, liegt nicht unbedingt ein Kapselmuster vor. Ein
positiver Test spricht für eine Arthrose oder Arthritis.

3.1 Akromioklavikulargelenk

■ **Horizontaler Adduktionstest**

Der Untersucher stützt mit einer Hand die gesunde Schulter des Patienten von
dorsal, während er mit der anderen den horizontal antevertierten Arm der
schmerzhaften Schulter zur Gegenseite drückt (◘ Abb. 3.3). Der Test wird auch
Cross-body-Test oder Cross-adduction-Test genannt. Er ist positiv, wenn sich
Beschwerden im Akromioklavikulargelenk provozieren lassen. Die häufigste
Ursache hierfür ist eine Arthrose dieses Gelenks. Beim modifizierten Test nach
van Riet und Bell (2011) muss der Patient aus der horizontalen Adduktionsstel-
lung heraus seinen Arm gegen den Widerstand des Untersuchers nach kranial
führen.

■ **Adduktionstest am hängenden Arm**

Der Untersucher führt am stehenden Patienten den betroffenen Arm nach
dorsal, zusätzlich wird eine passive Adduktion des Arms gegen den Widerstand
des Patienten eingeleitet (◘ Abb. 3.4).

3.2 Impingement

Der Begriff Impingement-Syndrom leitet sich aus dem Englischen to impinge
ab, was anstoßen bzw. einklemmen bedeutet. Er ist der Sammelbegriff für
schmerzhafte Veränderungen im subakromialen Raum, wobei zahlreiche
Strukturen betroffen sein können:

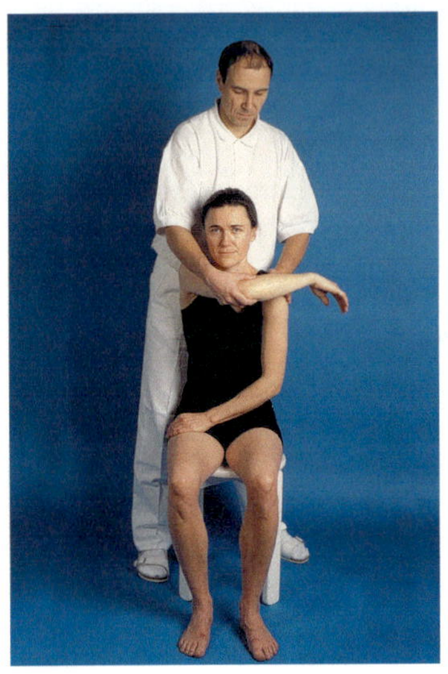

Abb. 3.3 Horizontaler Adduktionstest

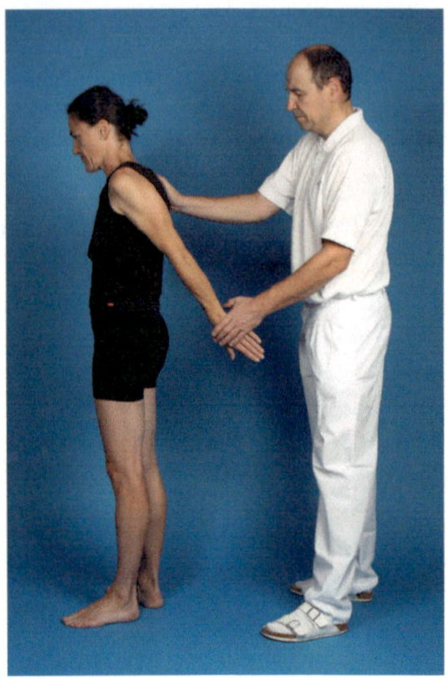

Abb. 3.4 Adduktionstest am hängenden Arm

- Rotatorenmanschette
- Lange Bizepssehne
- Bursa subacromiodeltoidea
- Akromion
- Ligamentum coracoacromiale
- Tuberculum minus und majus

Schmerzhafter Bogen (painful arc)

In stehender Position abduziert der Patient seinen Arm (**Abb. 3.5**). Der Test ist positiv, wenn etwa zwischen 50°- und 120°-Abduktion Schmerzen auftreten. Dies ist der Hauptbefund eines Impingement-Syndroms.

Impingement-Test nach Jobe

Der Untersucher fixiert von dorsal mit der einen Hand die ipsilaterale Skapula und das Korakoid. Mit der anderen dreht er den horizontal abduzierten Arm in eine Innenrotation. Dabei wird das Ellenbogengelenk 90° gebeugt, um den Unterarm als Hebel für die Innenrotation nutzen zu können (**Abb. 3.6**). Schmerzen im Schultergelenk deuten auf ein subkorakoidales Impingement hin.

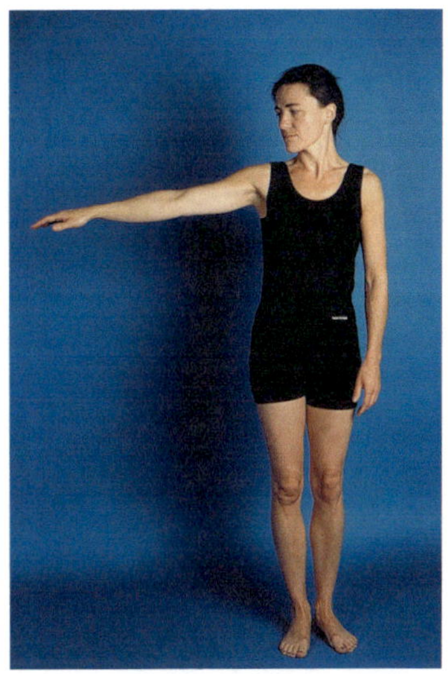

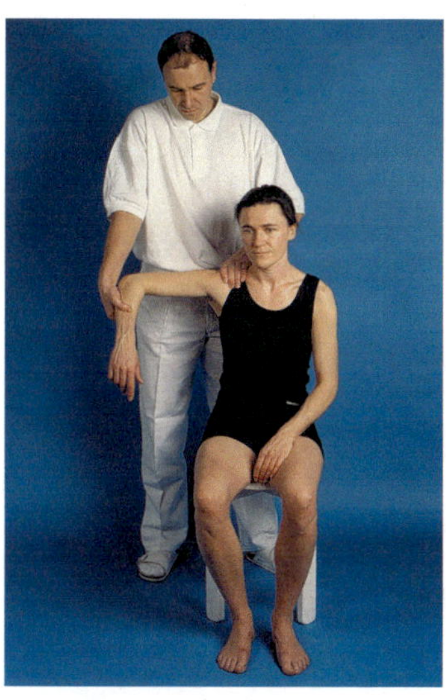

▣ Abb. 3.5 Schmerzhafter Bogen   **▣ Abb. 3.6** Impingement-Test nach Jobe

▪ Impingement-Test nach Hawkins und Kennedy

Der Untersucher fixiert wiederum von dorsal mit der einen Hand die ipsilaterale Skapula und das Korakoid des Patienten, mit der anderen dreht er den nun 90° antevertierten Arm in eine endgradige Innenrotation, wobei wiederum der Unterarm bei gebeugtem Ellenbogengelenk als Hebel benutzt wird (▣ Abb. 3.7). Schmerzen im Schultergelenk deuten auf ein subakromiales Impingement hin.

▪ Impingement-Test nach Neer

Der Untersucher steht hinter dem Patienten. Mit der einen Hand fixiert er die Skapula, mit der anderen rotiert er den Arm nach innen und adduziert ihn gleichzeitig in Nähe der Horizontalebene (▣ Abb. 3.8). Dieser Test ist ebenfalls sehr gut geeignet, um ein Impingement-Syndrom festzustellen bzw. auszuschließen.

▪ Impingement-Injektionstest nach Neer

Der Untersucher infiltriert ein Anästhetikum unter das Akromion in den subakromialen Raum (▣ Abb. 3.9). Verschwindet oder bessert sich ein schmerzhafter Bogen nach der Injektion, dann spricht das für einen hier gelegenen Reizzustand, z. B. in Form einer Bursitis subacromiodeltoidea.

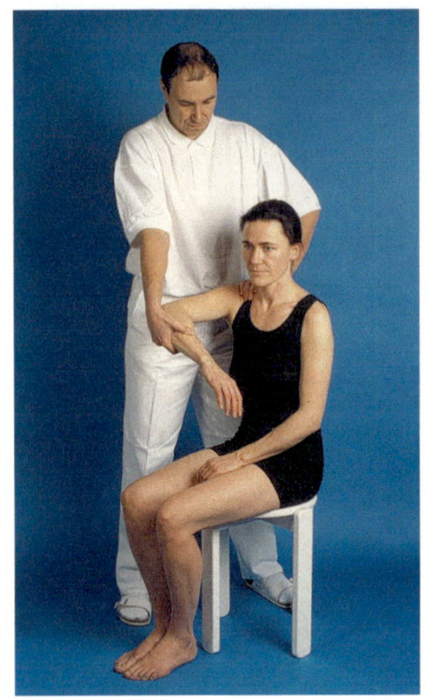

■ **Abb. 3.7** Impingement-Test nach Hawkins und Kennedy

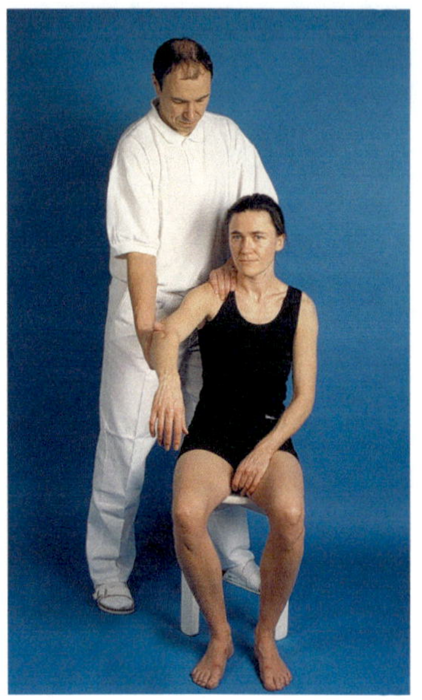

■ **Abb. 3.8** Impingement-Test nach Neer

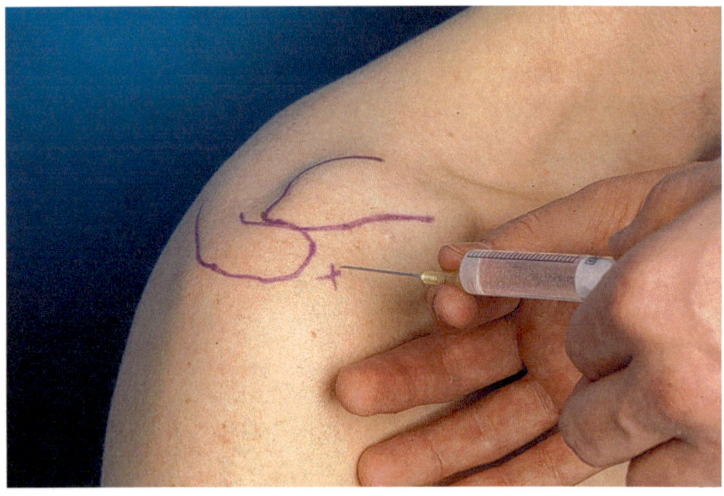

■ **Abb. 3.9** Impingement-Injektionstest nach Neer

▪ O'Brien Test

Der stehende Patient wird aufgefordert, den im Ellenbogen gestreckten Arm in 90°-Anteversion und 10–15° Horizontaladduktion nach vorne zu nehmen. Der Unterarm wird dann maximal proniert, sodass der Daumen nach unten gerichtet ist. Anschließend übt der Untersucher von dorsal eine von kranial nach kaudal gerichtete Kraft auf den Arm aus, und der Patient versucht die eingenommene Stellung des Schultergelenks bzw. des Arms zu halten (◘ Abb. 3.10a). Die Untersuchung wird in Supinationsstellung wiederholt (◘ Abb. 3.10b). Der Test ist positiv, wenn Schmerzen im AC-Gelenk ausgelöst werden, welche bei Neutral-0-Stellung erleichtert sind. Ein positiver Test spricht für eine Pathologie im Akromioklavikulargelenk oder SLAP-Läsion.

3.3   Rotatorenmanschette

▪ Supraspinatustest nach Jobe

Geprüft wird, ob die aktive Abduktion gegen Widerstand schmerzhaft ist. Der stehende oder sitzende Patient hält den im Ellenbogen gestreckten Arm in 45°-Abduktion, 30°-Anteversion im Schultergelenk sowie den Unterarm in Pronation (Daumen zeigt zum Boden). Anschließend wird vom Untersucher Druck von oben auf den Unterarm ausgeübt (◘ Abb. 3.11). Ein Reizzustand oder eine Ruptur des M. supraspinatus liegt vor, wenn bereits Schmerzen während der Haltung des Arms gegen die Schwerkraft auftreten, die sich durch Druck von oben auf den Unterarm verstärken. Dass dieser Test gleichzeitig an beiden Armen durchgeführt werden kann, bietet den Vorteil eines direkten Seitenvergleichs. Beim einseitigen Vorgehen lässt sich dagegen das Ausmaß der möglichen Abduktion exakter einschätzen.

Zeigt der Daumen bei diesem Test nach unten (Pronation) erinnert die Haltung an das Ausschütten einer Kanne, woraus sich die angloamerikanische Namensgebung »empty can«-Variante ergibt (◘ Abb. 3.11). In dieser Position sind die abduktorischen Komponenten des M. biceps brachii komplett sowie die des M. deltoideus größtenteils ausgeschaltet, wodurch eine isolierte Betrachtung der Funktion des M. supraspinatus möglich wird. Bei der »full can«-Variante wird der Unterarm leicht supiniert, sodass der Daumen nach oben zeigt. Ein positiver Test ist ein Hinweis auf eine Läsion der langen Bizepssehne.

▪ Drop-arm-sign

Der Untersucher führt passiv den Arm des Patienten in 90- bis 120°-Abduktionsstellung (◘ Abb. 3.12). Anschließend versucht der Patient ohne Unterstützung diese Position zu halten. Gelingt dies nicht oder nur unter starken Schmerzen, spricht dies für einen Defekt im Bereich der Supraspinatussehne.

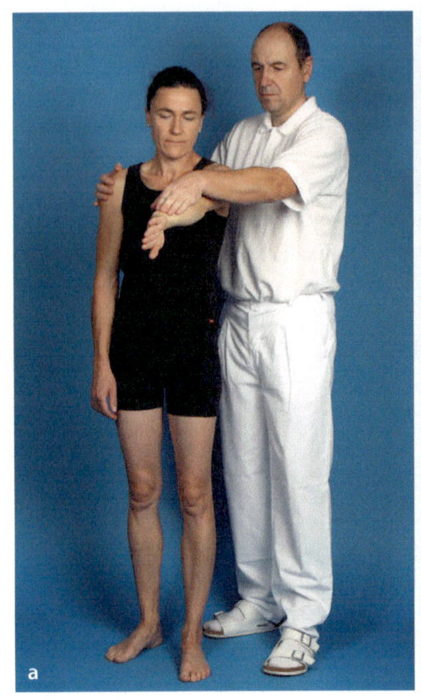
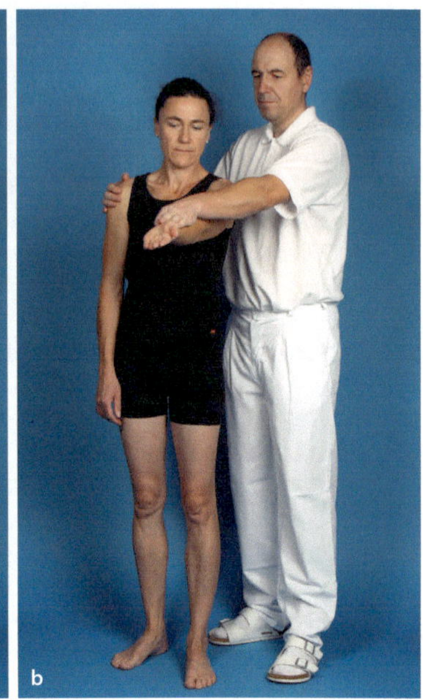

Abb. 3.10a,b O'Brien-Test

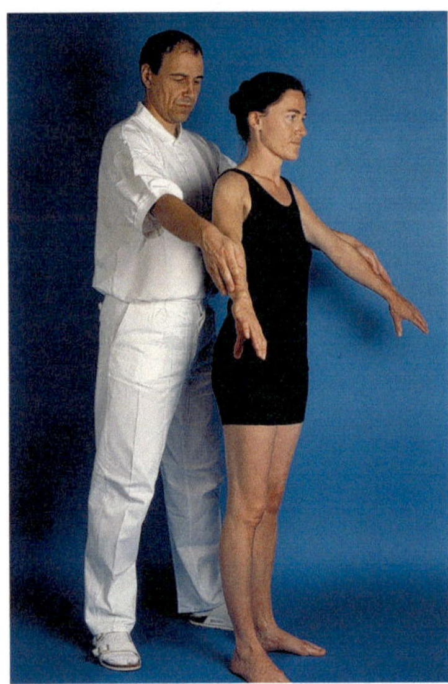

Abb. 3.11 Supraspinatustest nach Jobe

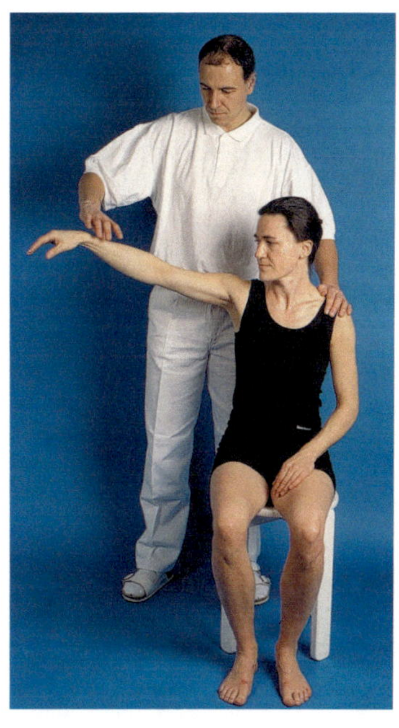

Abb. 3.12 Drop-arm-Test

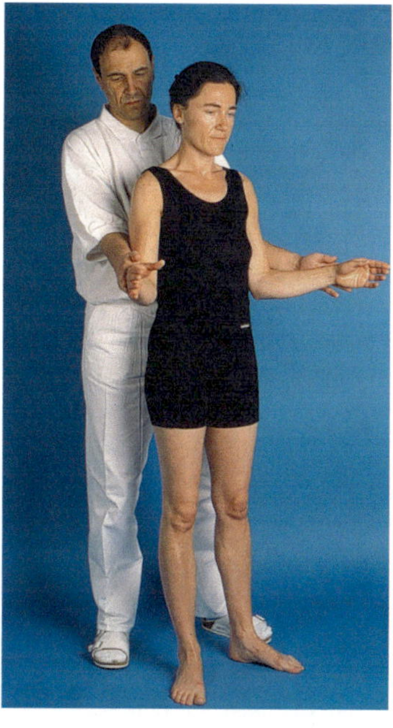

Abb. 3.13 Außenrotationstest in 0°-Stellung, so genannter Starter-Test

Außenrotationstest in 0°-Abduktion (Starter-Test)

Zur Überprüfung der Außenrotatoren (M. infraspinatus, M. teres minor, M. supraspinatus) hält der Patient den im Ellenbogengelenk um 90° gebeugten Arm am Körper und versucht, den Unterarm gegen den Widerstand des Untersuchers aktiv nach außen zu rotieren (Abb. 3.13). Schwäche und Schmerzen sprechen für eine Läsion der Außenrotatoren.

Außenrotationstest in 90°-Abduktion nach Patte

Um eine Beteiligung des M. deltoideus auszuschalten, sollte der Außenrotationstest auch in 90°-Abduktion und 30°-Anteversion (Skapulaebene) durchgeführt werden. Schmerzen oder abgeschwächte Außenrotationskraft weisen spezifisch auf eine Infraspinatus- oder Supraspinatusläsion hin (Abb. 3.14).

Außenrotationstest: Horn-Blower-Zeichen (Walch-Test)

Der Patient wird aufgefordert, seine Hand an den Mund zu führen. Muss der Patient hierbei den Ellenbogen höher nehmen als die Hand, liegen Rupturen

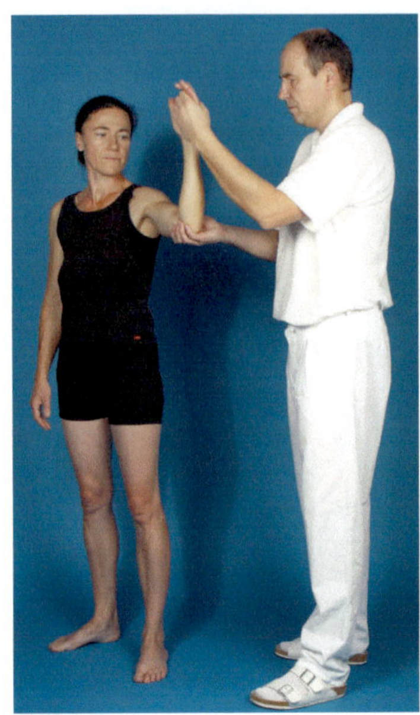

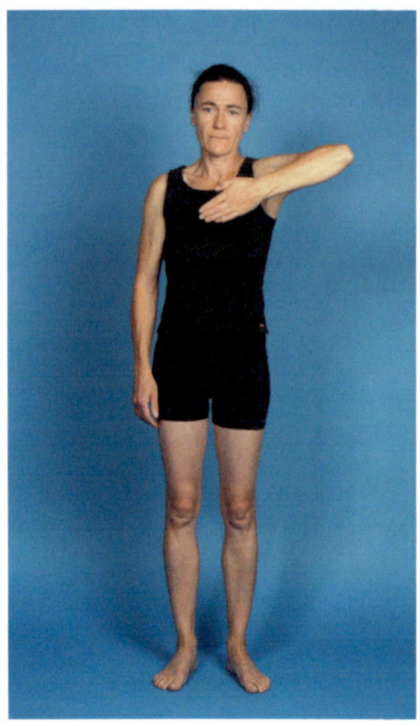

■ **Abb. 3.14** Außenrotationstest in 90°-Stellung nach Patte

■ **Abb. 3.15** Außenrotationstest, Horn-Blower-Zeichen, Walch-Test

der Mm. infraspinatus und teres minor vor, welche die Außenrotation in Abduktion verhindern (■ Abb. 3.15).

■ Innenrotationstest: Lift-off-Test nach Gerber

Geprüft wird die aktive Innenrotation gegen Widerstand. Hierzu hält der Patient den im Ellenbogen um 90° gebeugten Arm hinter dem Rücken und versucht, mit der Hand aktiv gegen den Widerstand des Untersuchers zu drücken, ohne sich dabei am Rumpf abzustützen (■ Abb. 3.16). Schmerzen oder Schwäche sprechen für eine Läsion des M. subscapularis.

❯ **Patienten mit Subskapularis-Insuffizienz benutzen u.U. eine Trickbewegung, um die Schwäche zu kompensieren, indem sie das Handgelenk am Rücken abstützen und flektieren.**

■ Innenrotationstest: Innenrotations-Lag-Zeichen

Alternativ zu dem oben beschriebenen Innenrotationstest kann der Untersucher auch den Arm des Patienten passiv hinter dessen Rücken vom Rumpf

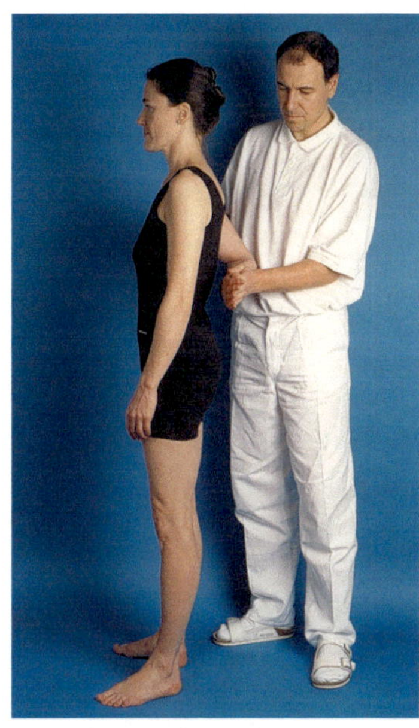

Abb. 3.16 Innenrotationstest, Lift-off-Test nach Gerber

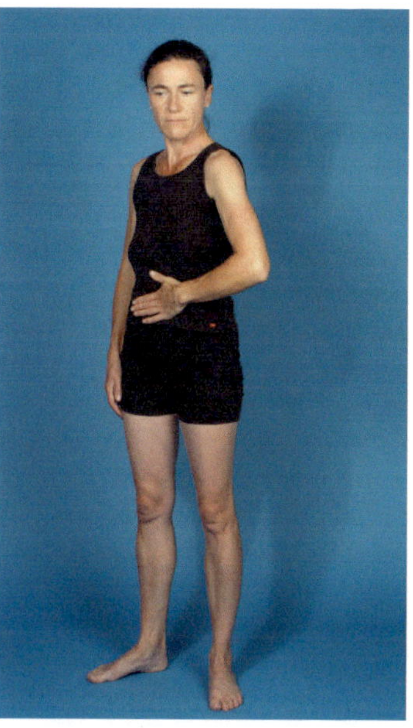

Abb. 3.17 Innenrotationstest: Napoleon-Zeichen, Belly-press-Test

weghalten. Dann wird der Patient aufgefordert, diese Position aktiv zu halten. Gelingt dies nicht und weicht der Arm zurück, spricht dies ebenfalls für eine Läsion des M. subscapularis. Generell gilt bei Lag-Tests: Der passiv in eine bestimmte Position gebrachte Arm kann aktiv nicht gehalten werden.

Innenrotationstest: Napoleon-Zeichen (Belly-press-Test)

Der Patient drückt den im Ellenbogengelenk gebeugten Unterarm bei geradem Handgelenk gegen den Bauch und versucht, die Position des Ellenbogengelenks zu halten. Wenn bei diesem Versuch jedoch das Handgelenk abknickt und das Ellenbogengelenk nach vorne schwingt, ist dies ein Hinweis auf eine Subskapularisläsion (Abb. 3.17).

3.4   Lange Bizepssehne

Pathologien der langen Bizepssehne in Form einer Tendinitis oder von Pulley-Läsionen führen zu Schmerzen im Bereich des Sulcus bicipitalis am Humeruskopf. Dieser Schmerz verstärkt sich bei Außenrotation des im Ellenbogengelenk gegen Widerstand gebeugten Oberarms. Ein Grund für die Entstehung ist, dass die gespannte lange Bizepssehne eine Tendenz hat, bei kraftvollen Außenrotationen der Arme (Werfen, Kraulen) aus der von Bändern eingefassten Rinne zu luxieren, durch die sie läuft.

■ Yergason-Test

Der Arm des Patienten ist im Ellenbogen 90° gebeugt. Die Hand wird vom Untersucher gefasst, gleichzeitig tastet er den Sulcus intertubercularis. Der Patient versucht nun, den Unterarm gegen den Widerstand des Untersuchers aktiv zu supinieren, was zu einer Anspannung der langen Bizepssehne führt (■ Abb. 3.18). Der Test ist positiv, wenn die aktive Supination schmerzhaft ist. Der Test wurde von seinem Erstbeschreiber 1931 ungenau beschrieben und nicht illustriert. Dies erklärt, warum er in verschiedenen Lehrbüchern unterschiedlich erklärt und dargestellt ist. Fest steht aber, dass man damit nicht zwischen einer Tendinitis und einer manifesten Luxation differenzieren kann.

■ Palm-up-Test

Der Patient versucht den Arm in 90°-Abduktion, 30°-Horizontalflexion und Supination gegen den kaudal gerichteten Widerstand des Untersuchers zu halten (■ Abb. 3.19). Schmerzen im Sulcus intertubercularis sprechen für eine Affektion der langen Bizepssehne, sind aber auch bei Läsionen des Rotatorenintervalls positiv, wie auch bei Subakromialsyndromen. Der Schmerz sollte ventral oder entlang der langen Bizepssehne wahrgenommen werden. Bei anderen Lokalisationen ist von einem unspezifisch positiven Testergebnis auszugehen.

■ Schnapptest

Während die eine Hand des Untersuchers den Sulcus intertubercularis tastet, umfasst die andere den horizontal abduzierten und im Ellenbogen rechtwinklig gebeugten Arm des Patienten und führt wechselnde Rotationsbewegungen im Schultergelenk durch (■ Abb. 3.20). Lassen sich dadurch im Sulkus Schmerzen oder Schnappgeräusche auslösen, kann wiederum auf pathologische Veränderungen der langen Bizepssehne geschlossen werden.

3.5   Instabilität

■ Relocation-Test nach Jobe

Der Test wird am liegenden Patienten durchführt. Die Schulter wird so am Rand der Untersuchungsliege positioniert, dass der Arm frei beweglich ist, die Skapula dorsal aber noch auf der Untersuchungsliege aufliegt. Den Oberarm

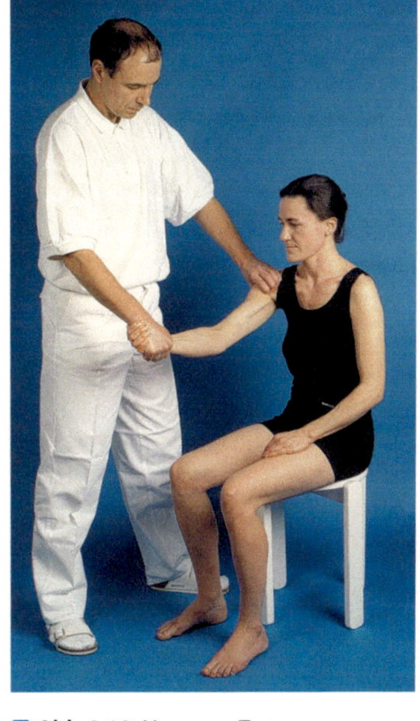

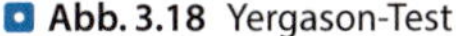

Abb. 3.18 Yergason-Test

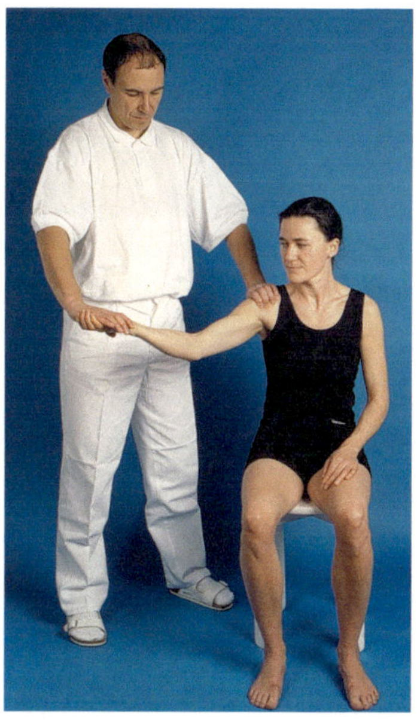

Abb. 3.19 Palm-up-Test

des Patienten stützt der Untersucher mit seinen Oberschenkel ab, damit der Patient die Schultermuskulatur entspannen kann. Zunächst wird der im Ellenbogengelenk gebeugte Arm des Patienten in Horizontalabduktionsstellung maximal außenrotiert (**Abb. 3.21**). Bei einer vorderen unteren Instabilität subluxiert der Humeruskopf bei endgradiger Außenrotation nach ventral, vermittelt durch den Zug der sich anspannenden Muskulatur, und der Patient bekommt Schmerzen. Nun drückt bzw. reponiert der Untersucher den Humeruskopf durch Schub nach dorsal, und der Patient wird dadurch wieder schmerzfrei. Ein positiver Test spricht für eine vordere untere Instabilität.

Apprehension-Test nach Rowe

Dieser Test ist einer der am häufigsten angewandten Tests zur Prüfung einer vorderen Schulterinstabilität. Am sitzenden, stehenden oder liegenden Patienten führt der Untersucher den betroffenen Arm in Abduktion, Hyperextension und Außenrotation, während die andere Hand die Skapula fixiert und von hinten oben Druck auf den Humeruskopf ausübt (**Abb. 3.22**). Der Test ist positiv, wenn eine unwillkürliche muskuläre Anspannung zur Verhinderung der Subluxation bzw. Luxation auftritt oder wenn der Patient ein Instabilitäts-

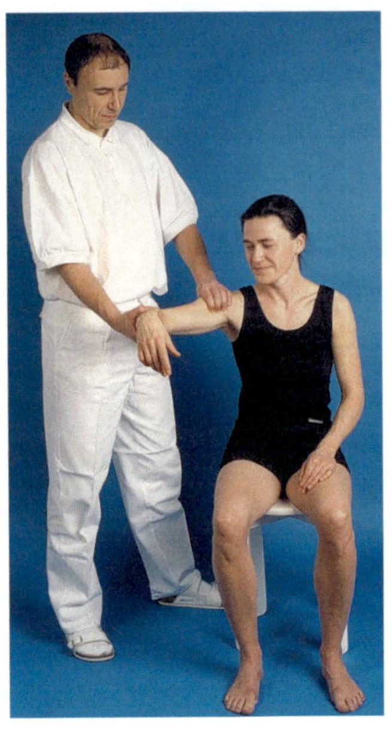

Abb. 3.20 Schnapp-Test

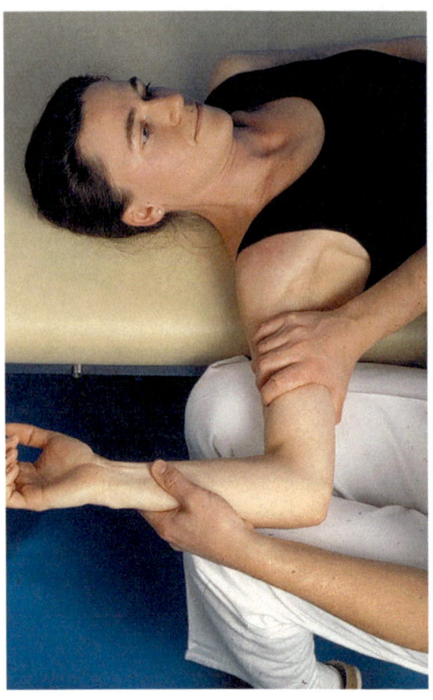

Abb. 3.21 Relocation-Test nach Jobe

gefühl angibt. Das Auftreten von Schmerzen ist allein nicht positiv, da eine subakromiale Schmerzprovokation durch die Abduktion- und Außenrotation ausgelöst sein kann.

> Der englische Begriff apprehension wird in diesem Zusammenhang am besten mit Besorgnis oder Befürchtung übersetzt. Der Patient macht eine Ausweichbewegung und spannt aktiv muskulär gegen die Luxationsrichtung, die der Untersucher auslöst, weil er Schmerzen fürchtet, denn er kennt die Bewegungsrichtung, die Schmerzen verursacht, ganz genau und versucht sie zu vermeiden.

■ Reversed-relocation-Test

Der Relocation-Test kann auch als Reversed-relocation-Test durchgeführt werden. Dazu wird im Prinzip genauso vorgegangen wie oben beschrieben, mit dem Unterschied, dass von Anfang an Druck auf den Humeruskopf ausgeübt wird. Bei endgradiger Außenrotation wird dann vorsichtig dieser Schub nachgelassen und getestet, ob der Patient Schmerzen bekommt (**Abb. 3.23**). Wiederum spricht ein positiver Test für eine vordere untere Instabilität.

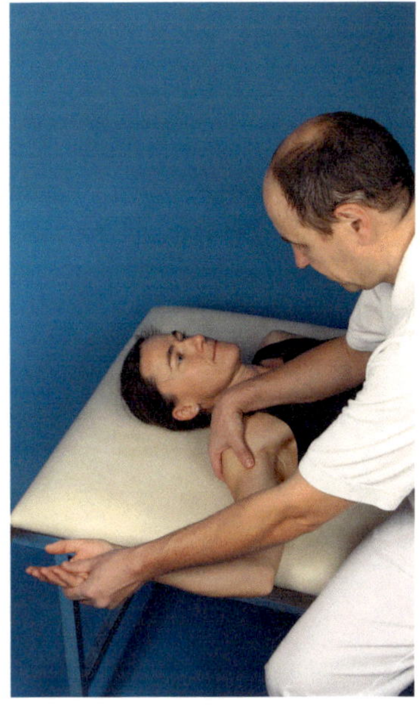

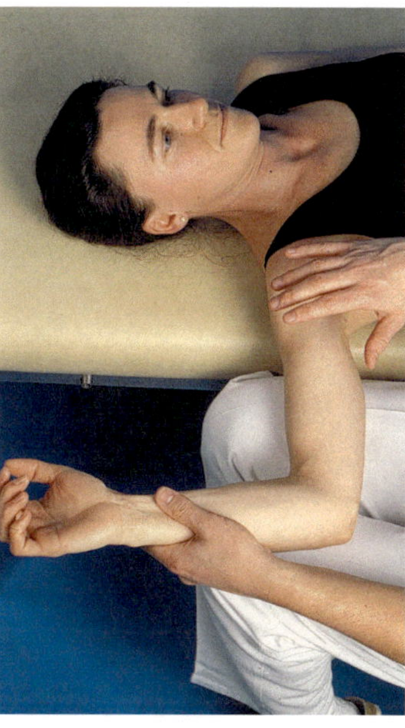

Abb. 3.22 Apprehension-Test nach Rowe

Abb. 3.23 Reversed-relocation-Test

■ Fulcrum-Test

Beim Fulcrum-Test führt der Untersucher mit einer Hand eine Abduktions- und Außenrotationsbewegung am liegenden Patienten aus. Die andere Hand dient dabei als Widerlager unter dem proximalen Oberarm. Damit kann die Hebelwirkung verstärkt und zugleich eine vordere Subluxation provoziert werden.

■ Vordere Schublade nach Gerber-Ganz

Der Patient befindet sich in Rückenlage und die betroffene Schulter am Rand der Untersuchungsliege. Der Arm wird etwa 80° abduziert und kann zur Entspannung auf den Oberschenkeln des daneben sitzenden Untersuchers abgelegt werden. Der Untersucher fixiert dann mit einer Hand Korakoid und Schulterblatt und damit die Gelenkpfanne, mit der anderen den proximalen Oberarm. Nun wird getestet, ob der Humeruskopf in Relation zur Pfanne nach ventral versetzt werden kann (**Abb. 3.24**). Eine vorderer Instabilität liegt bei vermehrter Verschieblichkeit, Schmerzen, Krepitation oder Apprehension-Reaktion (s. Relocation-Test) des Patienten vor.

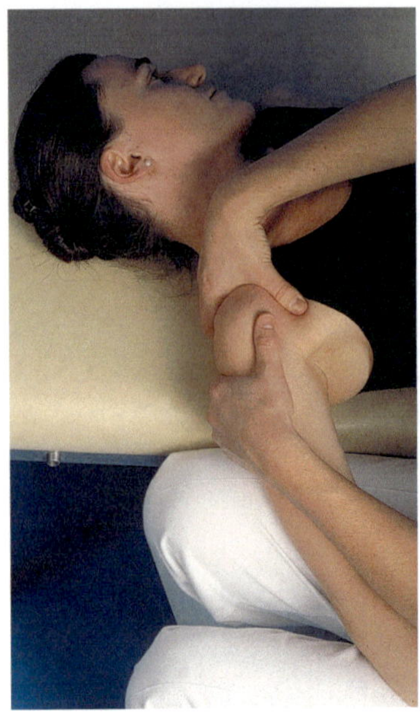

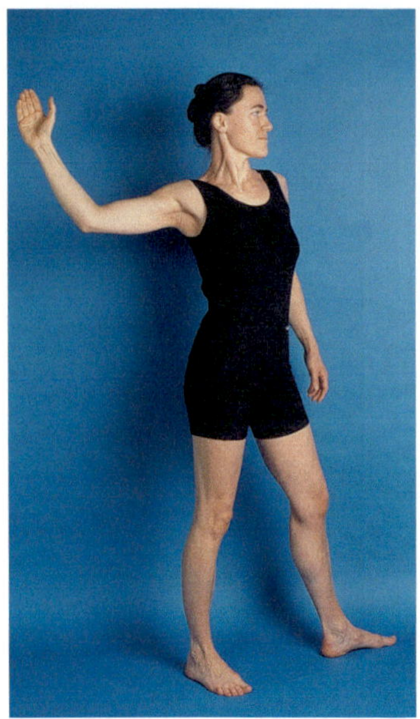

◘ Abb. 3.24 Vordere Schublade nach Gerber-Ganz

◘ Abb. 3.25 Werfer-Zeichen

▪ Werfer-Zeichen

Der Patient wird aufgefordert, eine Wurfbewegung auszuführen (◘ Abb. 3.25). Der Test ist positiv, wenn dabei die dem Patienten wohlbekannten Schmerzen auftreten. Die Schmerzen resultieren aus einer Subluxation des Humeruskopfs, die allein durch die kombinierte Retroversion, Außenrotation und Abduktion entsteht, ohne dass der Untersucher dabei Widerstand geben muss. Dieser Test ist sehr sensitiv für eine vordere Instabilität.

▪ Posteriorer Apprehension-Test

Der Patient nimmt für diesen Test die Rückenlage ein. Der Untersucher fasst den horizontal adduzierten und im Ellenbogengelenk 90° flektierten Arm des Patienten im Bereich des proximalen Unterarms und führt nun eine passive Horizontalflexion der Schulter herbei unter gleichzeitigem, nach posterior gerichtetem Schub. Mit der anderen Hand fixiert der Untersucher Korakoid und Schulterblatt (◘ Abb. 3.26). Wiederum ist der Test bei pathologischer Verschieblichkeit, Schmerzen, Krepitation oder Apprehension-Reaktion des Patienten positiv.

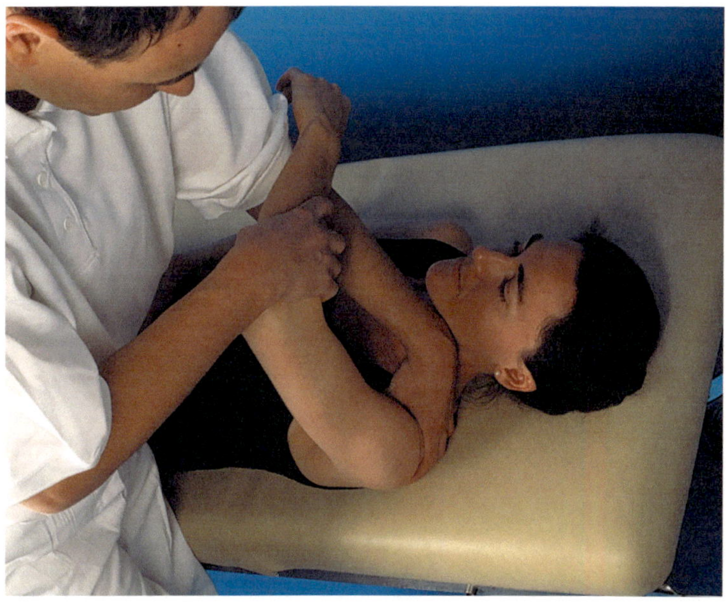

Abb. 3.26 Posteriorer Apprehension-Test

> Wenn eine ausgeprägte Instabilität vorliegt und der Untersucher die Instabilitätsstests nicht vorsichtig durchführt, kann er eine Schulterluxation verursachen.

Vordere und hintere Schublade

Dieser Test wird am besten am sitzenden Patienten durchgeführt. Zur Stabilisierung der Gelenkpfanne umgreift der Untersucher von hinten mit einer Hand Korakoid und Skapula, mit der anderen den Humeruskopf und schiebt diesen nach ventral und dorsal (**Abb. 3.27**). Bei pathologischer Verschieblichkeit liegt eine vordere, hintere oder multidirektionale Instabilität vor.

> Beim Ausführen der Schubladenbewegung ist es wichtig, den Bewegungsausschlag lotrecht zur Gelenkachse des Glenohumeralgelenks auszuführen. Dabei ist zu bedenken, dass diese Gelenkachse 30° antevertiert zur Frontalebene steht.

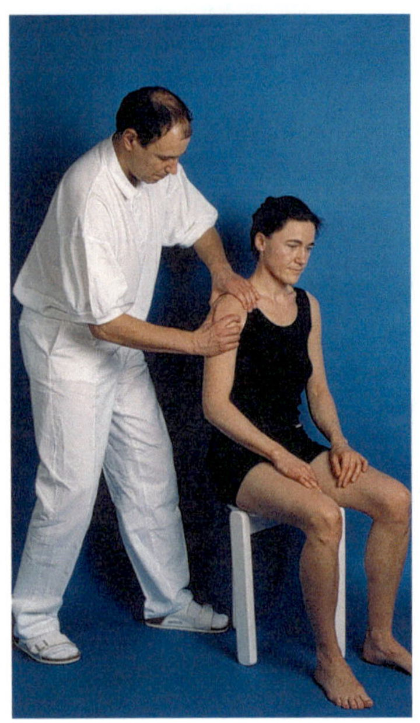

□ Abb. 3.27 Vordere und hintere Schublade

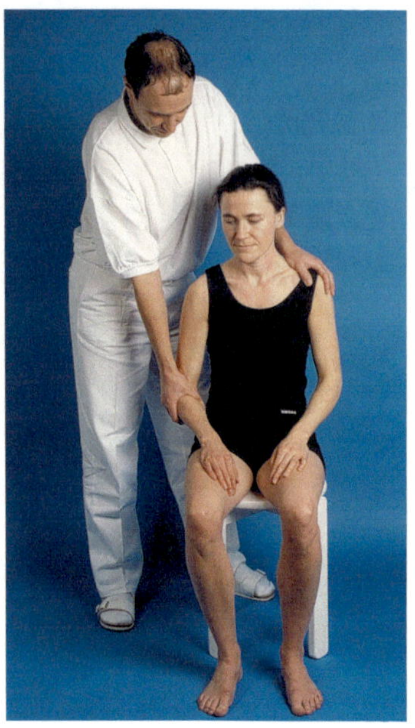

□ Abb. 3.28 Untere Schublade, Sulkus-Zeichen

■ Untere Schublade, Sulkus-Zeichen

Der Untersucher stabilisiert hierfür von hinten mit der einen Hand die gegen-über liegende Schulter, mit der anderen zieht er die betroffene am distalen Oberarm nach unten (□ Abb. 3.28). Der Test ist positiv, wenn beim Tiefertreten des Oberarmkopfs eine deutliche Delle, in Form eines Sulkus, unterhalb des Akromion sichtbar oder palpierbar wird, was für eine Schulterinstabilität spricht. Der Test kann auch durch gleichzeitigen Zug an beiden Armen im di-rekten Seitenvergleich durchgeführt werden.

Ellenbogen

F. J. Müller, C. Schuster, B. Weigel
Klinische Untersuchungstests in Orthopädie und Unfallchirurgie,
DOI 10.1007/978-3-642-39691-5_4, © Springer-Verlag Berlin Heidelberg 2013

4.1   Epicondylitis

■ Epicondylitis humeri radialis

Bei der Epicondylitis humeri radialis handelt es sich um eine schmerzhafte Entzündung der Mm. extensor carpi brevis radialis und extensor digitorum communis im Bereich ihres aponeurotischen Ursprungs am lateralen Epikondylus. Alle Tests basieren auf einer Schmerzprovokation an typischer Stelle im Bereich des Epikondylus lateralis mit Ausstrahlung in den Ober- und Unterarm.

■ Thomson-Test

Der Patient versucht, bei maximal gestrecktem Ellenbogen gegen den Widerstand des Untersuchers eine Extension im Handgelenk durchzuführen (◘ Abb. 4.1).

■ Chair-Test

Der Patient soll mit gestrecktem Ellenbogengelenk und proniertem Unterarm einen Stuhl anheben (◘ Abb. 4.2).

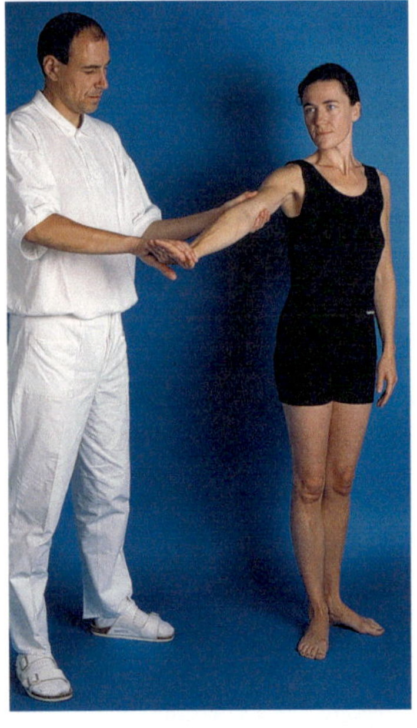

◘ **Abb. 4.1** Thomson-Test

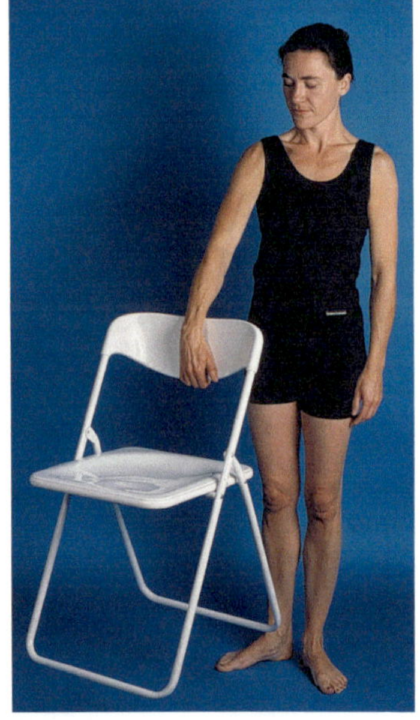

◘ **Abb. 4.2** Chair-Test

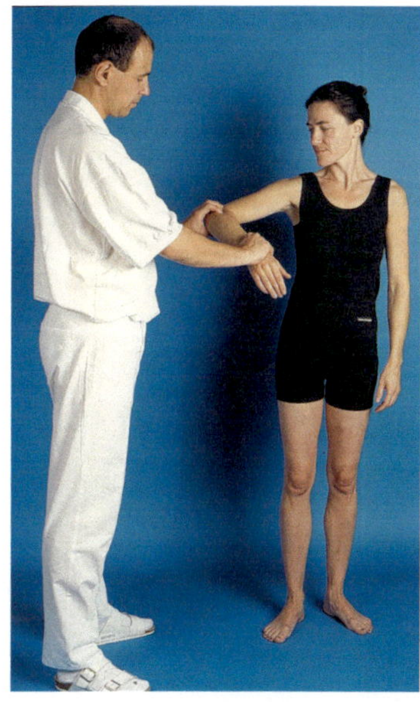

■ **Mill-Test**

Supination gegen Widerstand aus leicht pronierter Stellung des Unterarms und gebeugtem Ellenbogen verursacht ebenfalls Schmerzen im Bereich des Epikondylus humeri radialis (◘ Abb. 4.3).

■ **Epicondylitis humeri ulnaris**

Eine Epicondylitis humeri ulnaris (so genannter Golferellenbogen) mit Schmerzsymptomatik im Bereich des medialen Epikondylus wird mit ähnlichen Tests nachgewiesen wie der so genannte Tennisellenbogen, nur dass die gegenläufigen Bewegungsrichtungen untersucht werden. Typischerweise sind die Flexion des Handgelenks und die Pronation des Unterarms, jeweils gegen Widerstand getestet, schmerzhaft.

4.2 Instabilität

■ **Varus- und Valgusstresstest**

Der Patient hält den Arm gestreckt, während der Untersucher den Oberarm von medial stabilisiert und mit der anderen Hand durch Adduktion des Unterarms einen Varusstress auf das Ellenbogengelenk ausübt. Um einen Valgus-

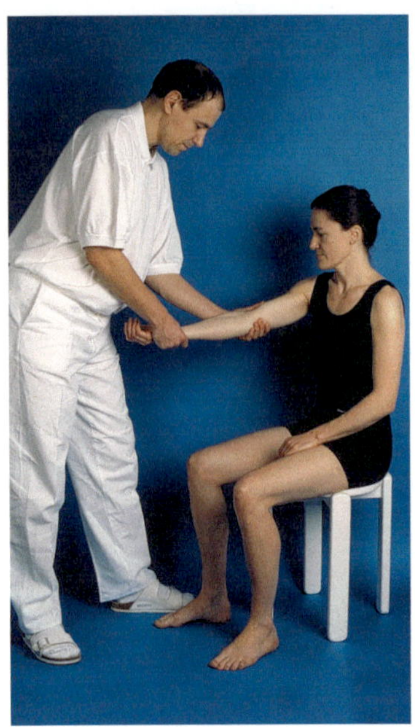

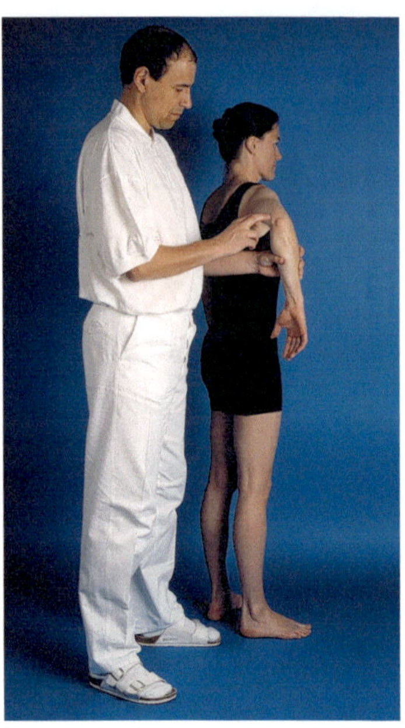

Abb. 4.4 Varus- und Valgusstresstest

Abb. 4.5 Hoffmann-Tinel-Zeichen am Sulcus ulnaris

stress zu erreichen, werden die Hände versetzt und der Oberarm thoraxwärts gedrückt, unter gleichzeitiger Abduktion des Unterarms (Abb. 4.4). Die Stabilität der medialen und lateralen Kollateralbänder lässt sich am besten im Seitenvergleich erfassen und sollte in Ellenbogenstreckung sowie in 30°-Beugung geprüft werden. Nach stattgehabter Luxation und Reposition wird auch die Stabilität in sagittaler Richtung nach dorsal und ventral untersucht, um eine potenzielle Reluxationstendenz zu erkennen.

4.3   Engpass-Syndrome

■ Hoffmann-Tinel-Zeichen am Sulcus ulnaris

Der Untersucher fasst den Arm des Patienten und klopft mit einem Finger vorsichtig auf den Sulcus ulnaris (Abb. 4.5). Lassen sich dadurch im Seitenvergleich elektrisierende Missempfindungen auslösen, spricht dies für eine Entzündung, Verletzung, narbige Verwachsung oder eine Druckschädigung des N. ulnaris in diesem Bereich.

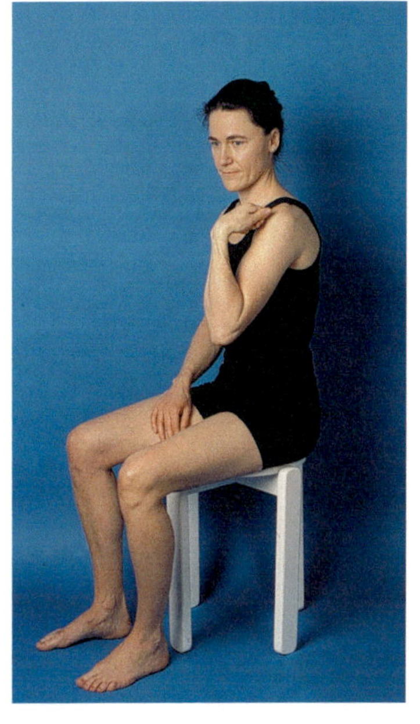

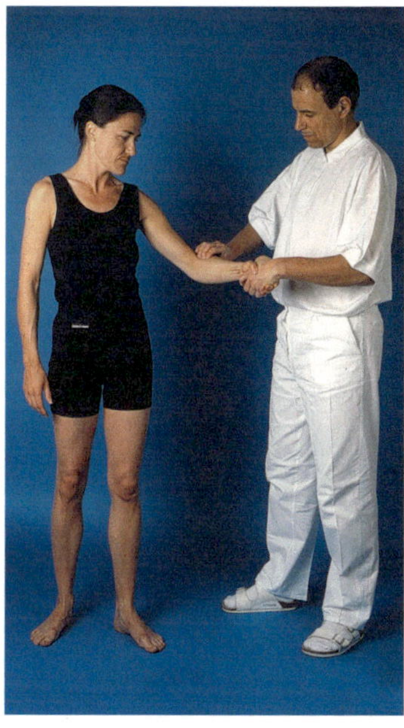

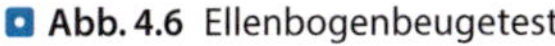

Abb. 4.6 Ellenbogenbeugetest

Abb. 4.7 Supinatorkompressionstest

Ellenbogenbeugetest

Das Ellenbogengelenk wird bei maximal flektiertem Ellenbogen- und Handgelenk etwa 5 min lang maximal gebeugt (**Abb. 4.6**). Bei pathologischen Veränderungen im Sulkus entstehen durch die Dehnung des N. ulnaris Parästhesien.

Supinatorkompressionstest

Der Untersucher tastet mit der einen Hand die Rinne des M. extensor carpi radialis unterhalb der Ellenbogenbeuge, mit der anderen setzt er der aktiven Pronation und Supination Widerstand entgegen (**Abb. 4.7**). Schmerzen, die sich bei Pro- und Supination verstärken, deuten auf eine Einengung des R. profundus n. radialis im Radialistunnel oder im Supinatorkanal hin. Man spricht deshalb vom Supinatorsyndrom. Der Radialistunnel reicht vom Epicondylus humeri radialis bis zum Abgang des R. profundus in den M. supinator, während die Strecke im M. supinator als Supinatorenkanal bezeichnet wird.

Hand

F. J. Müller, C. Schuster, B. Weigel
Klinische Untersuchungstests in Orthopädie und Unfallchirurgie,
DOI 10.1007/978-3-642-39691-5_5, © Springer-Verlag Berlin Heidelberg 2013

5.1   Instabilität der Handwurzel

■ Skaphoid-shift-Test nach Watson

Der Untersucher umgreift das Handgelenk des Patienten und übt mit dem Daumen Druck auf das Tuberkulum des Skaphoids von palmar aus. Gleichzeitig wird die Hand des Patienten von ulnar nach radial geführt. Dabei wandert das Skaphoid von der Extensionsstellung in die Flexionsstellung (◘ Abb. 5.1). Im Fall einer skapholunären Bandzerreißung kommt es zu einem schmerzhaften Impingement mit der dorsalen Radiuskante. Der Patient gibt Schmerzen im dorsalseitigen skapholunären Gelenkspalt an.

■ Skapholunärer und lunotriquetraler Ballotement-Test

Das Skaphoid und das Lunatum werden jeweils zwischen Daumen und Zeigefinger des Untersuchers fixiert und gegeneinander rasch in dorsopalmarer Richtung verschoben, wobei man eine etwaige schmerzhafte Instabilität des skapholunären Gelenks feststellen kann (◘ Abb. 5.2a). Dieser Test sollte immer im Seitenvergleich durchgeführt werden. Analog dazu wird mit dem lunotriquetralen Ballotement-Test eine Instabilität zwischen Lunatum und Triquetrum untersucht (◘ Abb. 5.2b).

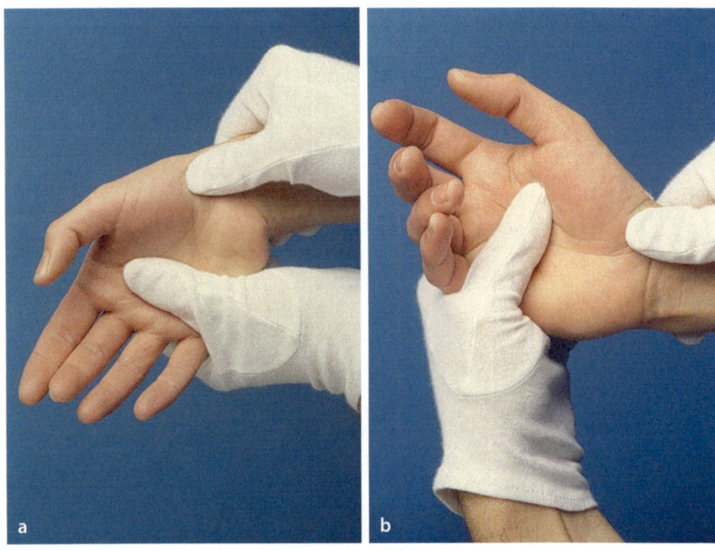

◘ Abb. 5.1a,b Skaphoid-shift-Test nach Watson

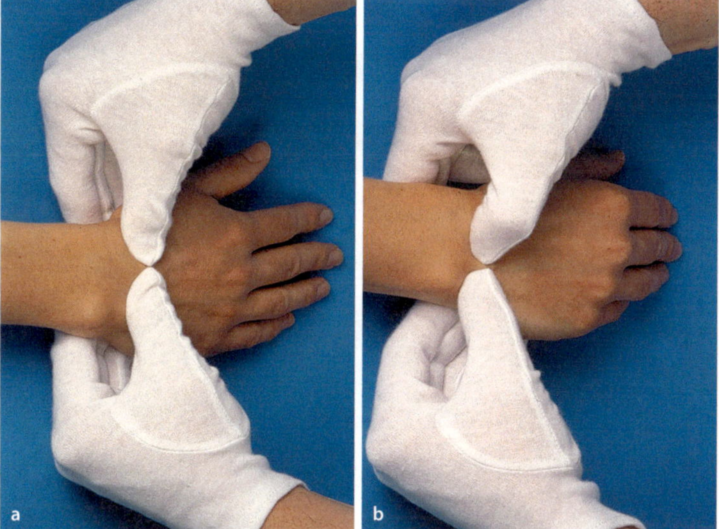

Abb. 5.2a,b Skapholunärer und lunotriquetraler Ballotement-Test

▪ Shear-Test nach Kleinman

Bei gebeugtem Ellbogengelenk des Patienten fixiert der Untersucher mit dem Daumen der einen Hand das Lunatum des Patienten dorsalseitig, knapp distal der Radiuskante, und drückt mit dem Daumen der anderen Hand das Os pisiforme von palmar nach dorsal (**■** Abb. 5.3). Schmerzen weisen auf eine lunotriquetrale Instabilität hin.

5.2   Handfunktion

▪ M. flexor-digitorum-superficialis-Test

Die Sehnen des M. flexor digitorum superficialis setzen an den Mittelphalangen der Finger D2–D5 an. Der Untersucher fixiert die benachbarten Finger des Patienten in Streckstellung und lässt nur den verletzten Finger frei (**■** Abb. 5.4). Anschließend soll der Finger im Mittelgelenk gebeugt werden, was nicht gelingt, wenn die oberflächliche Beugesehne durchtrennt ist.

▪ M. flexor-digitorum-profundus-Test

Der M. flexor digitorum profundus gehört zur tiefen Schicht der Unterarmbeuger mit Ansatz an der Basis der Endphalanx des 2.–5. Fingers. Der Untersucher

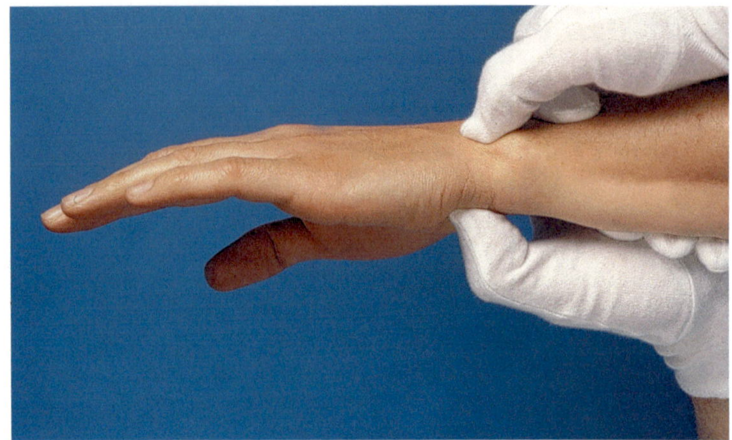

Abb. 5.3 Shear-Test nach Kleinman

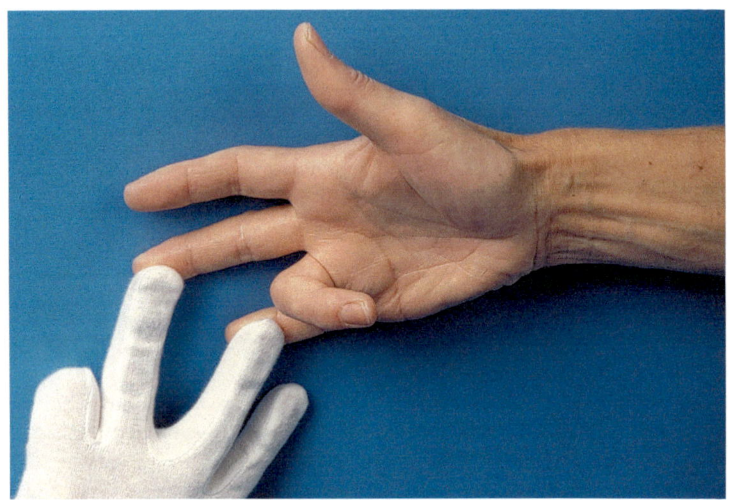

Abb. 5.4 M. flexor-digitorum-superficialis-Test

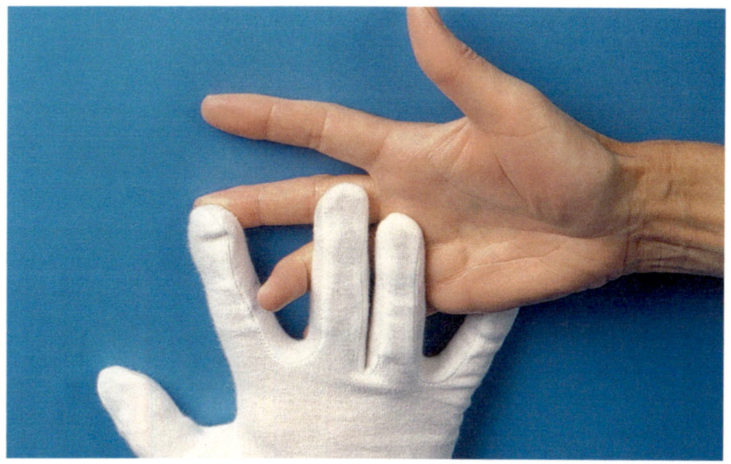

fixiert das proximale Interphalangealgelenk an dem Finger, dessen Funktion überprüft werden soll. Der Patient wird nun aufgefordert, den betroffenen Finger zu beugen (■ Abb. 5.5). Kann das Endgelenk nicht aktiv gebeugt werden, liegt eine Läsion der tiefen Beugesehne vor. Differenzialdiagnostisch muss bei entsprechenden Gelenkveränderungen an eine arthrotische Versteifung gedacht werden.

▪ Radialistest

Der Patient soll bei 90°-gebeugtem Ellenbogengelenk das Handgelenk strecken, was bei einer proximalen Radialislähmung nicht möglich ist (■ Abb. 5.6). Man spricht deshalb von der so genannten Radialis-Fallhand.

▪ Medianustests

Der Patient wird aufgefordert, den Daumen und den Kleinfinger zusammenzuführen. Dies gelingt bei einer tiefen Parese des N. medianus aufgrund des Ausfalls des M. opponens pollicis nicht (■ Abb. 5.7a). Bei einer hohen Medianuslähmung können je nach Anteil der Medianusinnervation der Fingerflexoren die Finger D1–D3 nicht gebeugt werden. Es resultiert die so genannte Schwurhand (■ Abb. 5.7b) oder, von der Seite betrachtet, eine Affenhand. Bei Lähmung des N. interosseus anterior fallen die Mm. flexor pollicis longus und flexor digitorum superficialis des Zeigefingers und z.T. auch des Mittelfingers aus, sodass ein normaler Spitzgriff nicht mehr möglich ist. Es entsteht das so

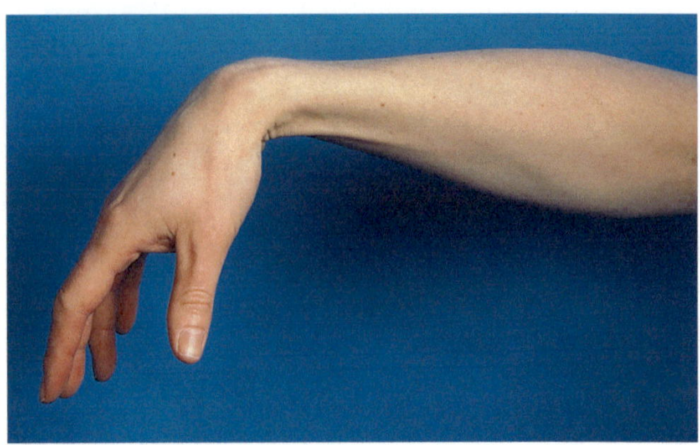

◘ Abb. 5.6 Radialis-Fallhand

genannte Interosseus-anterior-Syndrom. Mit Daumen und Zeigefinger kann dann kein Kreis mehr gebildet werden (◘ Abb. 5.7c).

- **Ulnaristests**

Bei einer tiefen Ulnarislähmung können der Ring- und Kleinfinger im Grundgelenk nicht gebeugt werden. Daraus resultiert eine stärkere Krallenstellung von D4 und D5 mit Beugung der Endglieder (◘ Abb. 5.8a). Eine Krallenstellung sämtlicher Langfinger mit typischer Atrophie des Thenars und der Handbinnenmuskulatur sieht man bei einer kombinierten Medianus-ulnaris-Lähmung. Der Patient soll mit dem Spitzgriff von Daumen und Zeigefinger ein Blatt halten, während der Untersucher einen Gegenzug ausübt. Bei Ausfall oder Schwäche des vom N. ulnaris innervierten M. adductor pollicis und M. interosseus dorsalis I wird das Interphalangealgelenk des Daumens gebeugt. Man spricht vom so genannten Froment-Zeichen (◘ Abb. 5.8b). Bei einer N.-ulnaris-Läsion können wegen des Ausfalls der Mm. interossei weder der Zeigefinger durch den Mittelfinger überkreuzt (◘ Abb. 5.8c) noch der Zeigefinger und der Kleinfinger zusammengebracht werden (◘ Abb. 5.8d).

5.3   Engpass-Syndrome

- **Hoffmann-Tinel-Zeichen am Handgelenk**

Der Untersucher klopft in Höhe der Handgelenkbeugefalte mit seinem Mittelfinger auf den N. medianus. Dazu wird die Hand bei Neutralstellung im Handgelenk auf einer ebenen Unterlage gelagert (◘ Abb. 5.9). Elektrisierende Miss-

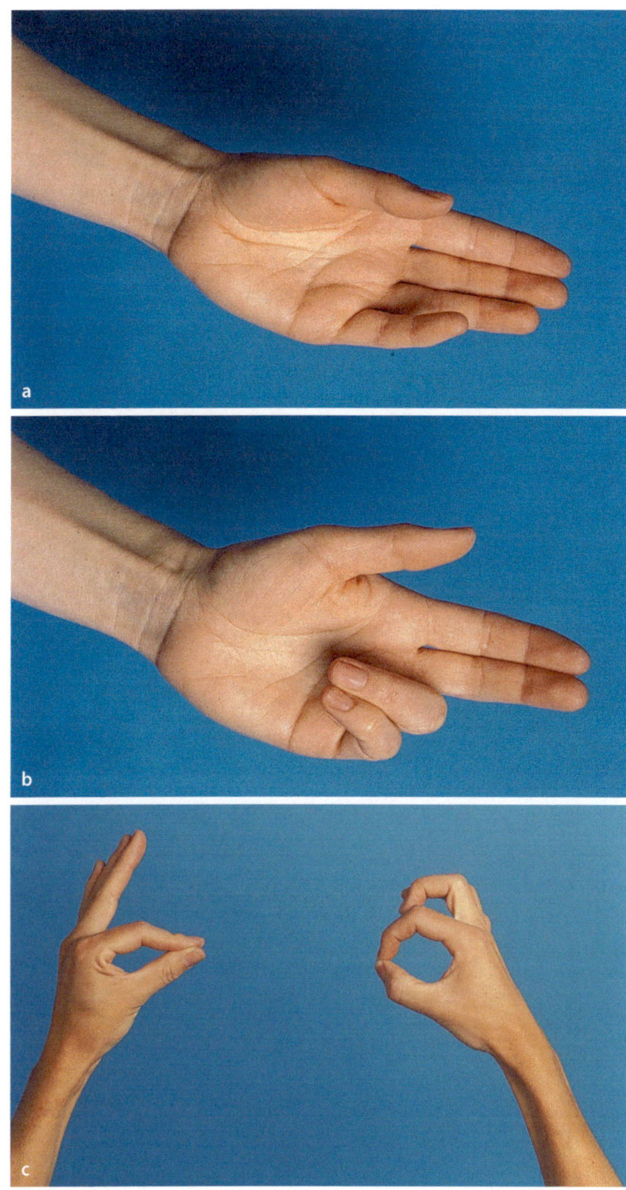

◻ Abb. 5.7a–c Medianustest

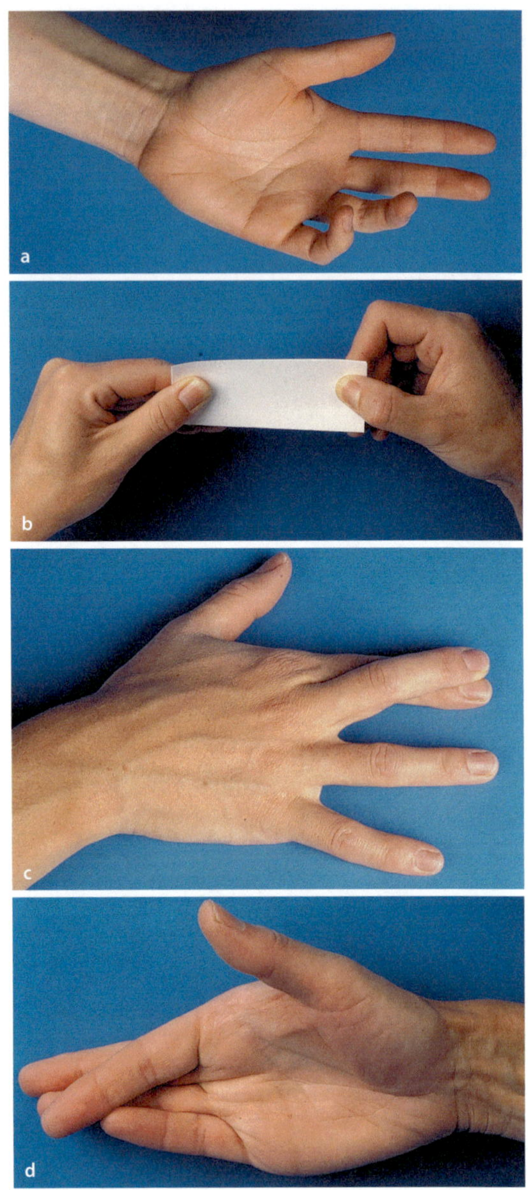

Abb. 5.8a–d Ulnaristests

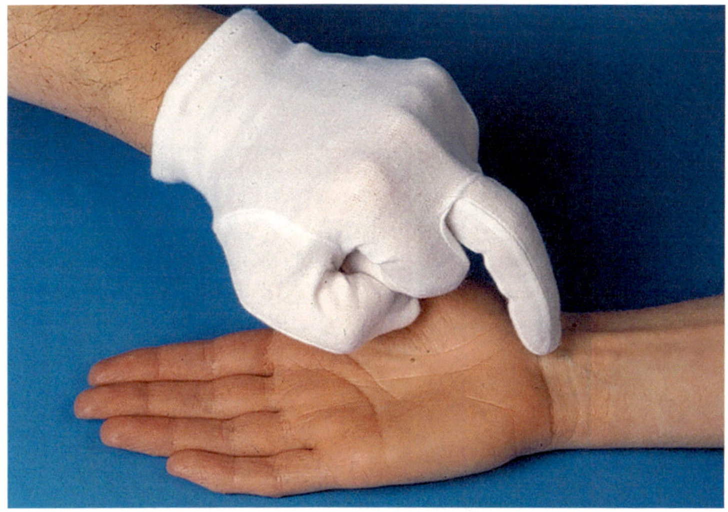

Abb. 5.9 Hoffmann-Tinel-Zeichen am Handgelenk

empfindungen in den vom N. medianus innervierten Fingern können auf ein Karpaltunnelsyndrom hindeuten.

Phalen-Zeichen

Der Patient wird aufgefordert, mit beiden Händen eine Handgelenkbeugung durchzuführen und durch Aneinanderlegen der Handrücken diese Stellung etwa 1 min lang zu halten (**Abb. 5.10a**). Parästhesien deuten ebenfalls auf ein Karpaltunnelsyndrom hin. Der Test ist, wenn z. B. ein Beugedefizit vorliegt, auch in umgekehrter Stellung bei maximaler Extension der Handgelenke durchführbar und aussagekräftig (**Abb. 5.10b**).

> **Nur wenn Schmerzen auftreten, ist der Test eindeutig positiv, denn Parästhesien allein bekommt u.U. auch ein Gesunder.**

Finkelstein-Test

Der Patient macht eine Faust unter Einschluss des Daumens. Anschließend soll er das Handgelenk flektieren und ulnar abduzieren (**Abb. 5.11**). Schmerzen und Krepitationen in den Sehnenfächern der Mm. abductor pollicis longus und extensor pollicis brevis weisen auf eine akute oder chronische Tendovaginitis (de Quervain) hin. Differenzialdiagnostisch kommt ein so genanntes Wartenberg-Syndrom in Betracht. Dann liegt der Durckschmerz allerdings weiter proximal und man kann keine Krepitation palpieren.

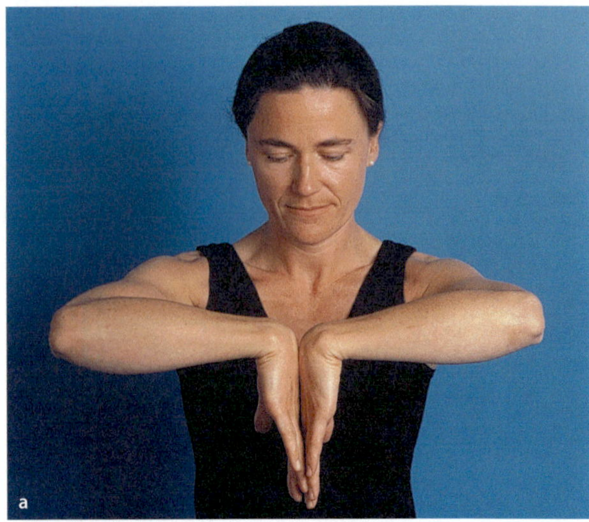

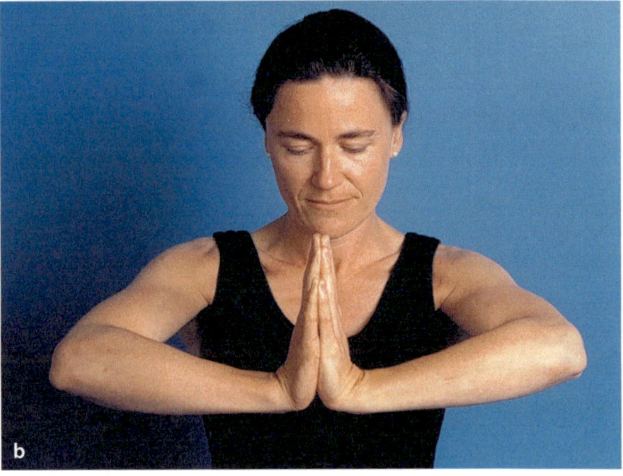

Abb. 5.10a,b Phalen-Zeichen

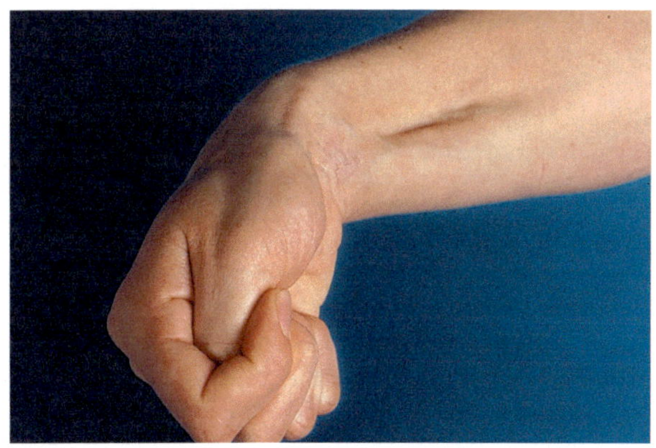

Abb. 5.11 Finkelstein-Test

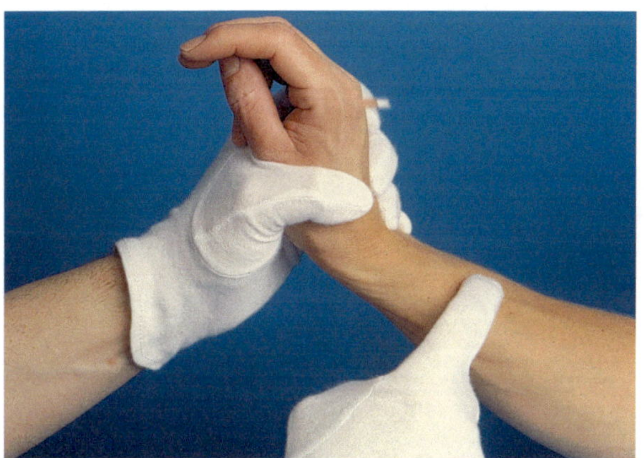

Abb. 5.12 Wartenberg-Syndrom

▪ Wartenberg-Syndrom

Unter Wartenberg-Syndrom versteht man einen Druckschmerz durch die Kompression des R. superficialis nervus radialis durch den Rand des M. brachioradialis am Übergang vom mittleren zum distalen Drittel des Unterarms mit einem positiven Hoffmann-Tinel-Zeichen (� Abb. 5.12).

5.4   Durchblutung der Hand

▪ Allen-Test

Mit dem Allen-Test können die Durchblutungsverhältnisse an der Hand überprüft werden. Zunächst werden sowohl die A. radialis als auch die A. ulnaris gleichzeitig komprimiert (� Abb. 5.13a). Daraufhin wird die Hand vom Patienten blutleer gepumpt (�" Abb. 5.13b), wonach die geöffnete Hand blass erscheint (�" Abb. 5.13c). Anschließend werden die beiden Arterien einzeln freigegeben (�" Abb. 5.13d,e), wodurch die Durchgängigkeit überprüft werden kann. Beide Arterien sind nacheinander in gleicher Weise zu überprüfen.

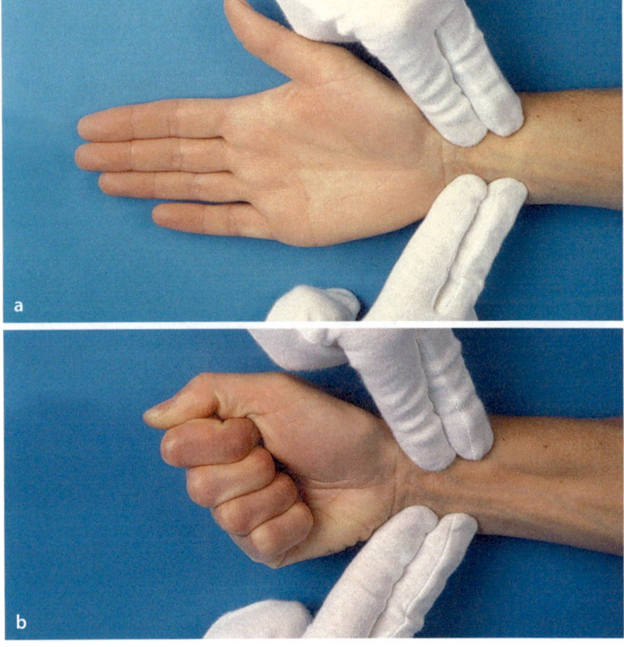

◘ **Abb. 5.13a–b** Allen-Test

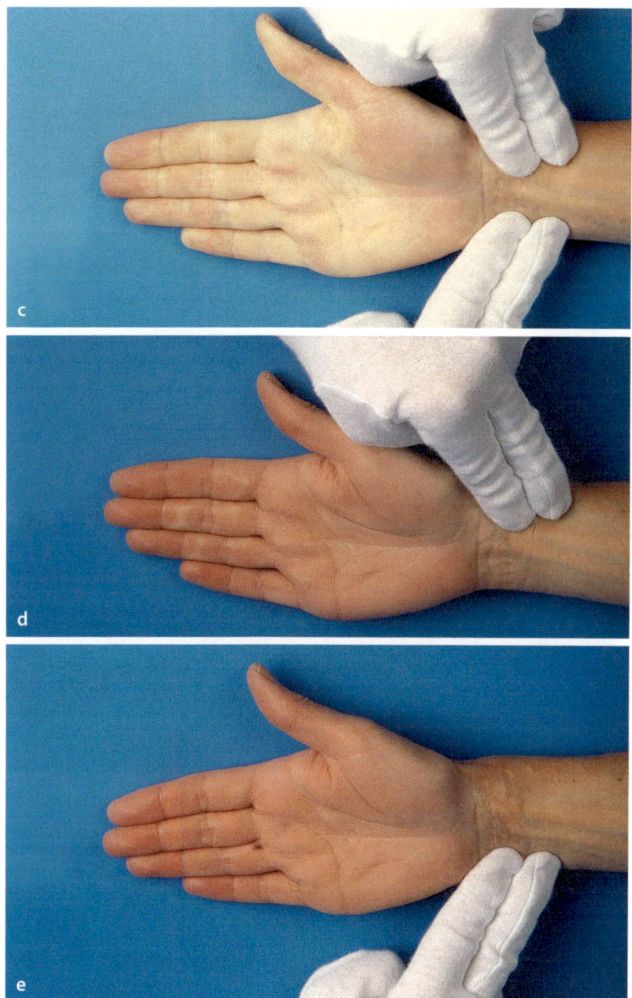

Abb. 5.13c–e Allen-Test

Beckengürtel

F. J. Müller, C. Schuster, B. Weigel
Klinische Untersuchungstests in Orthopädie und Unfallchirurgie,
DOI 10.1007/978-3-642-39691-5_6, © Springer-Verlag Berlin Heidelberg 2013

■ Vorlaufphänomen im Stehen

Die Daumen des Untersuchers palpieren beide Spinae iliacae posteriores superiores des Patienten, der mit dem Rücken zum Untersucher steht (◻ Abb. 6.1a). Während sich der Patient mit gestreckten Kniegelenken langsam nach vorne beugt, wird die Stellung beider Spinae verfolgt. Bei freier Beweglichkeit der Iliosakralgelenke stehen die Darmbeinstacheln am Ende der Rumpfbeuge ebenso wie beim Beginn in gleicher Höhe (◻ Abb. 6.1b). Ist eines der beiden Iliosakralgelenke versteift oder blockiert, wandert die Spina iliaca posterior superior mit dem Sakrum im Vergleich zur Gegenseite um 1–3 cm weiter nach kranial, was als Vorlaufphänomen bezeichnet wird.

> **❯ Ein Beckenschiefstand durch Beinlängendifferenz muss vor dem Test durch Unterlegen von Brettchen unter das verkürzte Bein ausgeglichen werden, damit die Spinae in der Ausgangsstellung auf gleicher Höhe stehen.**

■ Vorlaufphänomen im Liegen

Der Untersucher umfasst beide distale Unterschenkel des auf dem Rücken liegenden Patienten, palpiert mit den Daumen den Unterrand der Innenknöchel und richtet die Beine so aus, dass sie gerade liegen, sodass die Innenknö-

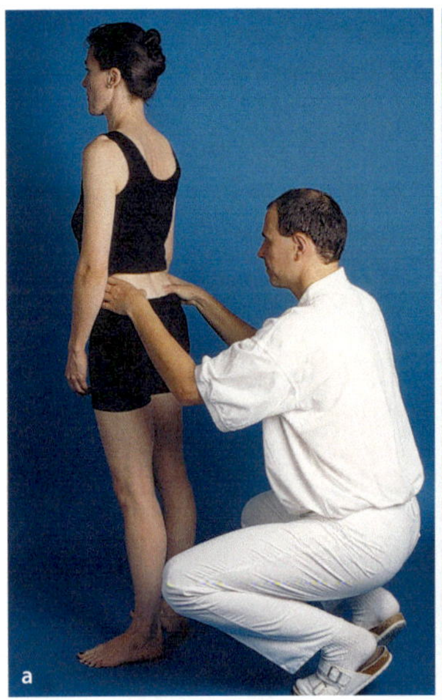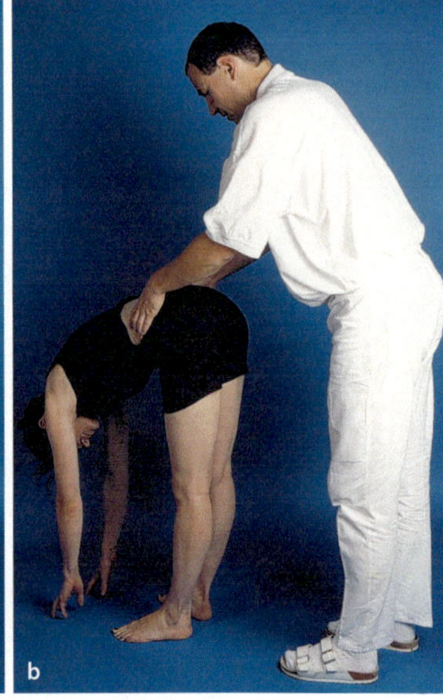

◻ **Abb. 6.1a,b** Vorlaufphänomen im Stehen

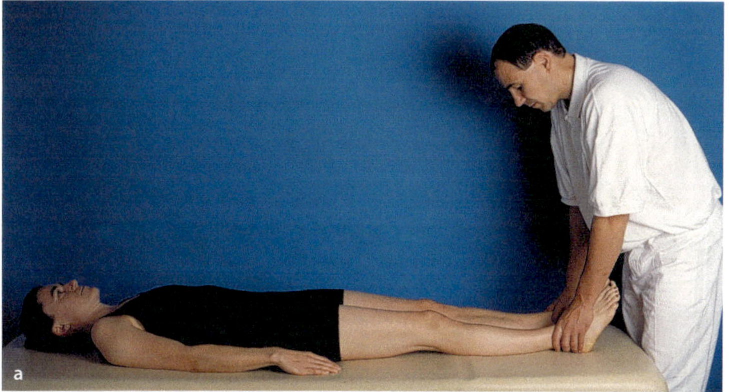

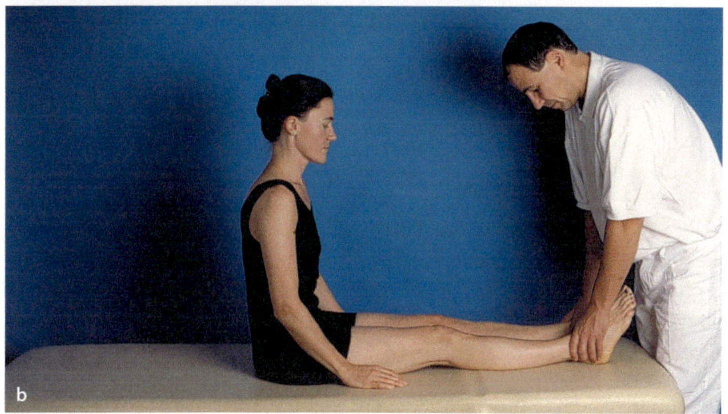

Abb. 6.2a,b Vorlaufphänomen im Liegen

chel auf gleicher Höhe stehen (Abb. 6.2a). Anschließend soll sich der Patient aufsetzen (Abb. 6.2b). Nun wird erneut die Beinlänge geprüft. Ein positiver Test liegt vor, wenn auf der Seite eines blockierten Iliosakralgelenks das Bein beim Aufrichten kürzer wird.

▪ Iliumdrucktest

Bei Seitenlagerung des Patienten legt der Untersucher beide Hände auf das Darmbein der erkrankten Seite und übt einen axialen Druck aus (Abb. 6.3). Ein positiver Test liegt vor bei Schmerzen oder Schmerzverstärkung in den Iliosakralgelenken.

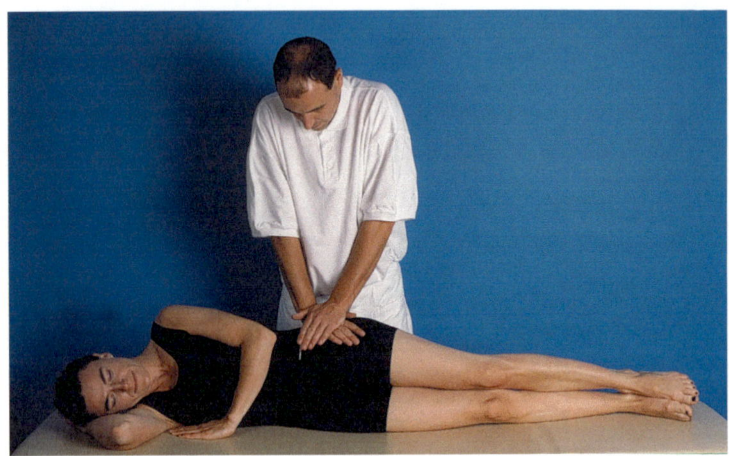

Abb. 6.3 Iliumdrucktest

Iliosakraldehntest

Der Untersucher übt mit seinen überkreuzten und im Ellenbogen gestreckten Armen Druck auf beide Spinae iliacae anteriores superiores des auf dem Rücken liegenden Patienten aus (**Abb. 6.4**). Verspürt der Patient Schmerzen in der Iliosakralregion oder lässt sich der Beckenring aufklappen, spricht dies für eine Instabilität.

Abduktionsbelastungstest

Der seitlich liegende Patient winkelt das tischnahe Bein leicht ab und stabilisiert dadurch seine Lage. Dann spreizt er das andere Bein gegen den Widerstand des Untersuchers in gestreckter Stellung (**Abb. 6.5**). Bei irritiertem Iliosakralgelenk lassen sich mit diesem Test Schmerzen provozieren.

> **Kann das Bein ohne Angaben von Schmerzen nicht oder nur gering abduziert werden, spricht dies für eine Glutealinsuffizienz.**

Ligamente des Beckenrings

Die 3 wichtigsten Bänder des Beckenrings sind die Ligamenta sacrotuberale, sacrospinale und iliolumbale. Ob eine Verkürzung dieser Strukturen vorliegt, wird in Rückenlage des Patienten geprüft. Dazu beugt der Untersucher das Bein jeweils im Knie- und Hüftgelenk maximal an und führt es zur Beurteilung der Dehnbarkeit des Ligamentum sacrotuberale zur ipsilateralen Schulter (**Abb. 6.6**), für das Ligamentum sacrospinale zur kontralateralen Schulter

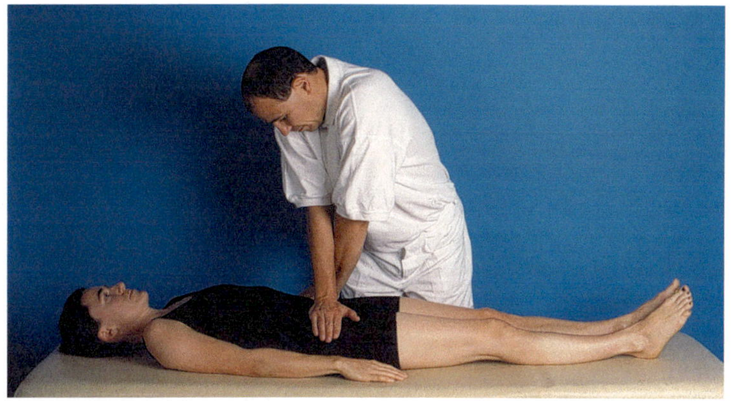

Abb. 6.4 Iliosakraldehntest

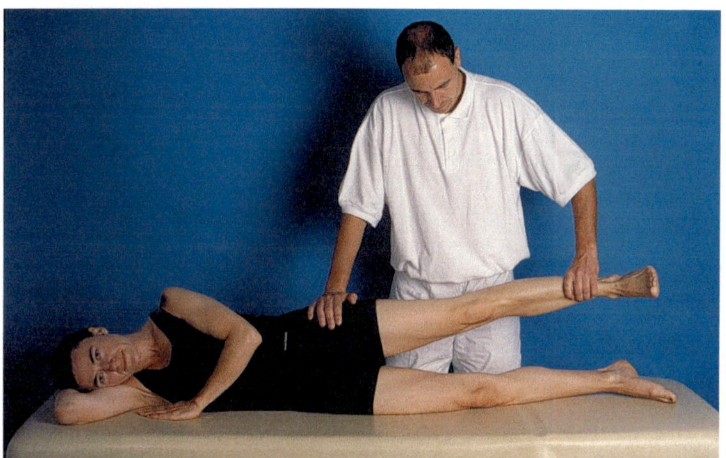

Abb. 6.5 Abduktionsbelastungstest

(Abb. 6.7) und für das Ligamentum iliolumbale zum kontralateralen Hüftgelenk (Abb. 6.8). Dehnungsschmerzen können für eine funktionelle Verkürzung der betroffenen Ligamente sprechen.

Gaenslen-Test

Der Patient befindet sich in Rückenlage und das zu beurteilende Iliosakralgelenk wird so gelagert, dass es über die Untersuchungsliege hinausragt. Dann

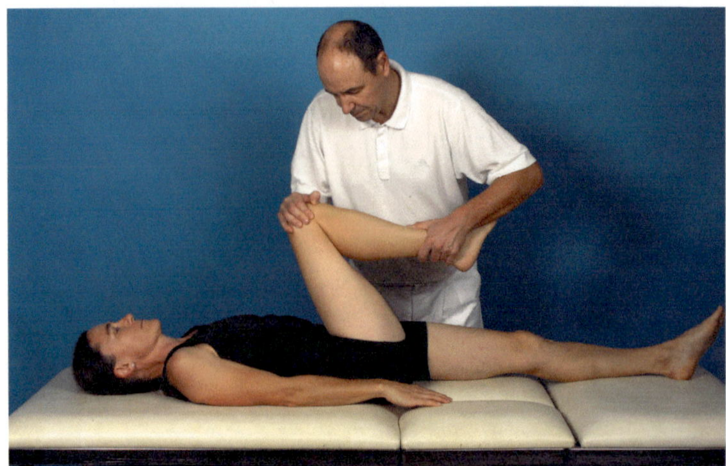

Abb. 6.6 Beckengürteltest Ligamentum sacrotuberale

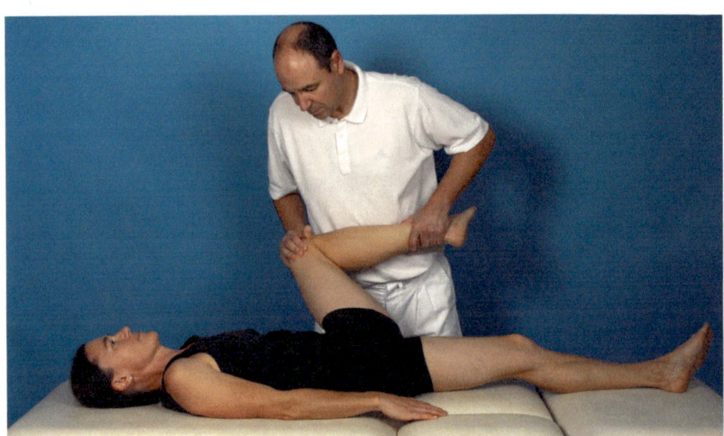

Abb. 6.7 Beckengürteltest Ligamentum sacrospinale

beugt der Untersucher das Bein dieser Seite im Hüft- und Kniegelenk maximal, stabilisiert mit seiner freien Hand die kontralaterale Beckenschaufel des Patienten und drückt mit der anderen Hand das gebeugte Kniegelenk nach dorsal. Schmerzen im Iliosakralgelenk sprechen für akute oder chronische Veränderungen (■ Abb. 6.9).

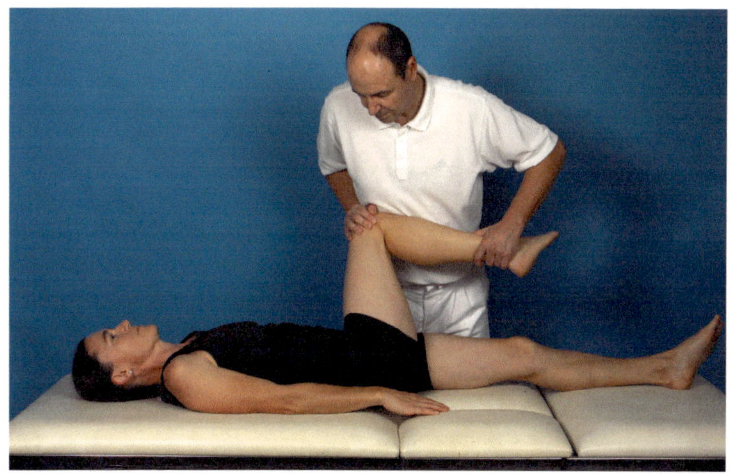

Abb. 6.8 Beckengürteltest Ligamentum iliolumbale

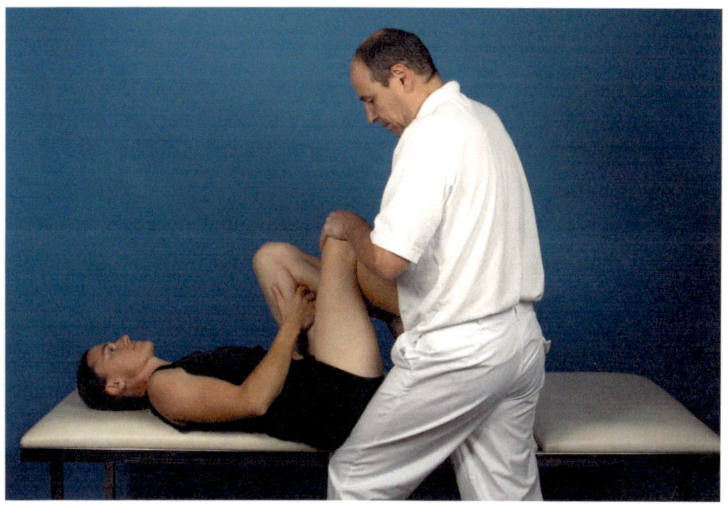

Abb. 6.9 Gaenslen-Test

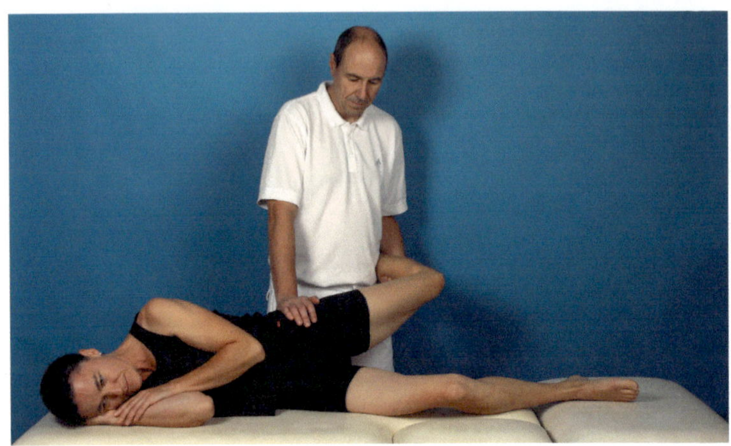

Abb. 6.10 Ober-Zeichen

■ **Ober-Zeichen**

Der Patient befindet sich in stabiler Seitenlage. Der Untersucher stützt mit einer Hand das Becken von dorsal, mit der anderen Hand hält er das oben befindliche Bein bei Hüftstreckung und -abduktion. Wenn der M. tensor fasciae latae kontrakt ist, kann das Bein aus dieser Position nicht adduziert werden (■ Abb. 6.10).

Hüftgelenk

F. J. Müller, C. Schuster, B. Weigel
Klinische Untersuchungstests in Orthopädie und Unfallchirurgie,
DOI 10.1007/978-3-642-39691-5_7, © Springer-Verlag Berlin Heidelberg 2013

▪ Kapselmuster

Ein bei passiver Bewegung auftretender Gelenkschmerz deutet darauf hin, dass dieser durch Dehnung der Kapsel entsteht. Man spricht dann vom so genannten Kapselmuster. Dagegen stammt der bei aktiver Bewegung auftretende Schmerz aus der Muskulatur und den Sehneninsertionen. Das Kapselmuster, das im Gefolge eines intraartikulären Reizzustandes, also bei Arthrose oder Arthritis, auftritt, schränkt Innenrotation, Flexion, Abduktion, Extension und Außenrotation ein.

> **Beim Kapselmuster des Hüftgelenks ist die Einschränkung der Innenrotation am ausgeprägtesten.**

▪ Thomas-Handgriff

Eine Beugekontraktur der Hüfte mit mehr oder weniger ausgeprägtem Streckdefizit kann durch eine vermehrte Lordosierung der Lendenwirbelsäule verschleiert werden. Dann scheint die Hüfte des auf dem Untersuchungstisch liegenden Patienten in Streckstellung zu stehen. Wird nun das kontralaterale Bein so weit gebeugt, dass die Lordose der Lendenwirbelsäule ein normales Maß erreicht, was bei einer Beckenkippung von etwa 10° nach ventral der Fall ist und durch die zwischen Untersuchungsliege und Lendenwirbelsäule geschobene Hand überprüft werden kann, dann lässt sich das wahre Ausmaß einer etwaigen Beugekontraktur einschätzen (◻ Abb. 7.1).

▪ Trendelenburg-Zeichen

Der Patient wird aufgefordert, das Bein der nicht betroffenen Seite unter Beugung im Knie und Hüftgelenk anzuheben (◻ Abb. 7.2). Sinkt dabei das Becken

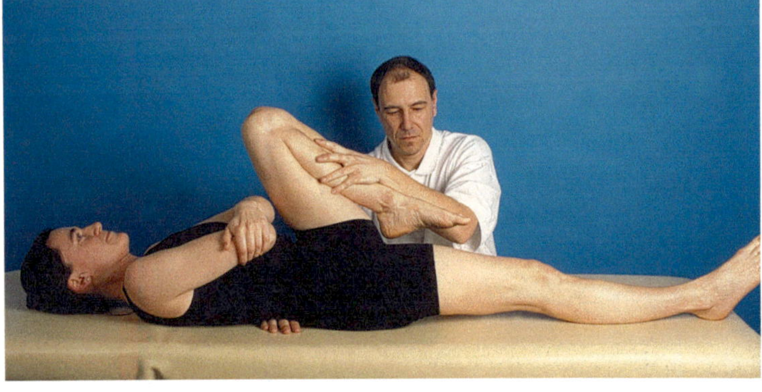

◻ **Abb. 7.1** Thomas-Handgriff

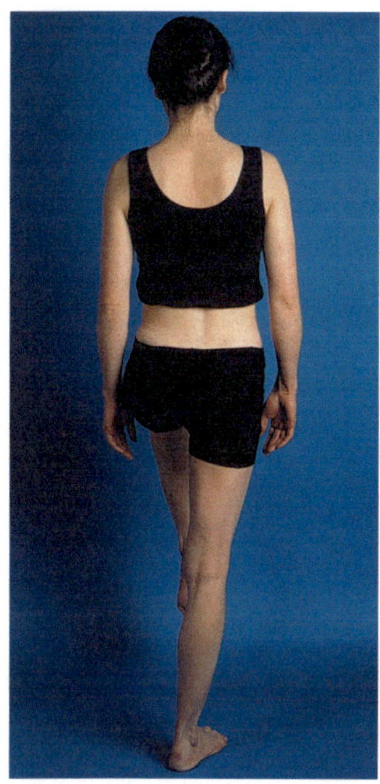

◘ Abb. 7.2 Trendelenburg-Zeichen

der ipsilaterleralen Seite ab, spricht dies dafür, dass die Mm. glutei mediales und Mm. glutei minimi kontralateral zu schwach sind, um das Becken stabilisieren und gerade halten zu können. Die Folge ist, dass das Becken in der Horizontalebene abkippt. Für dieses Abkippen können folgende Ursachen in Betracht kommen:

- Abgelöste gluteale Muskulatur (z. B. nach Hüfttotalendoprothese)
- Offset-Verlust nach sekundären Einsinken eine prothetischen Hüftschaftkomponente
- Muskelatrophie
- Epiphysiolysis capitis femoris
- Angeborene Hüftdysplasie
- Schwere Form einer Perthes-Legg-Calvè-Erkrankung

> ❯ **Das Trendelenburg-Zeichen ergibt sich aus einem statischen Untersuchungstest, das so genannte Duchenne-Hinken aus einem funktionell-dynamischem Bewegungsablauf.**

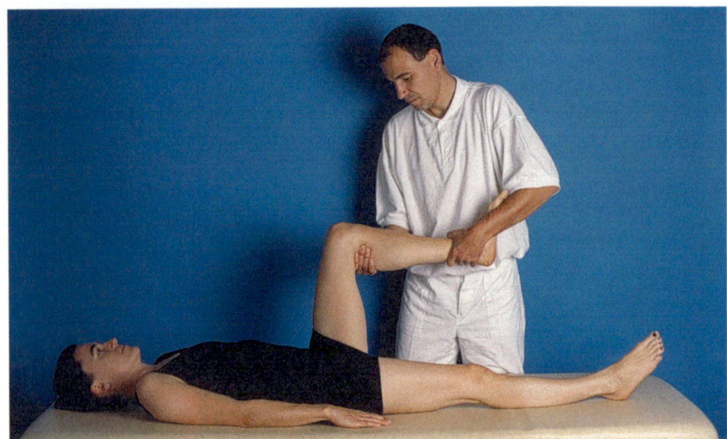

▢ Abb. 7.3 Drehmann-Zeichen

■ Drehmann-Zeichen

Bei diesem nach Gustav Drehmann (1869–1932) benannten Test umgreift der Untersucher mit der einen Hand die Kniekehle, mit der anderen den Fuß und beugt dann das Hüft- und Kniegelenk (▢ Abb. 7.3). Kommt es mit zunehmender Flexion im Hüftgelenk zu einer zwangsweisen Außenrotation des Beins im Hüftgelenk, liegt eine Hüftgelenkserkrankung vor. Ein positiver Test bei Erwachsenen wird meist durch eine Koxarthrose oder Koxitis verursacht.

> ❯ **Ein positives Drehmann-Zeichen bei Kindern ist nahezu pathognomonisch für eine Epiphysiolysis capitis femoris.**

■ Axialer Beinstauchungsschmerz

Das erkrankte Bein wird im Knie gebeugt und in der Hüfte außenrotiert, wobei der Außenknöchel oberhalb der Kniescheibe des anderen Beins zu liegen kommt. Der Untersucher umfasst nun Oberschenkel und Knie von oben bzw. distal und staucht das Bein axial in Richtung Hüftpfanne (▢ Abb. 7.4). Lassen sich dadurch Schmerzen provozieren, deutet dies wiederum auf eine Hüftgelenkserkrankung hin.

■ Viererzeichen, Patrick-Faber-Test

Das Bein wird gelagert wie für den axialen Beinstauchungstest beschrieben. Das gebeugte Bein wird dann entweder nach außen fallen gelassen oder aktiv nach außen geführt (▢ Abb. 7.5). Beim Gesunden erreicht das Knie bei aktiver

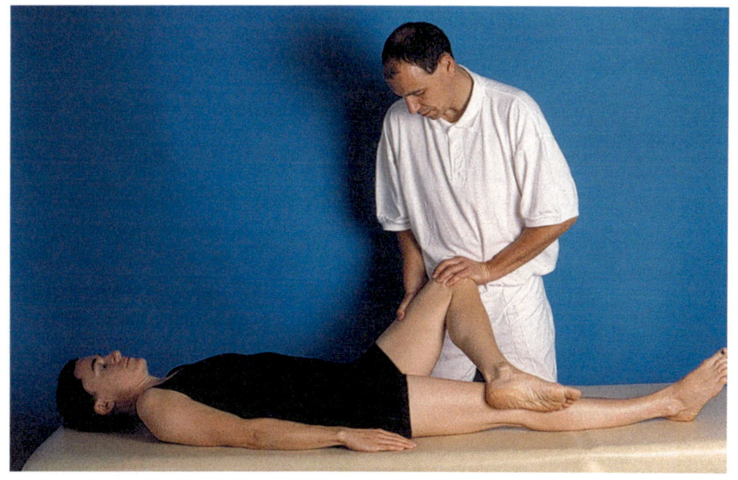

■ Abb. 7.4 Axialer Beinstauchungsschmerz

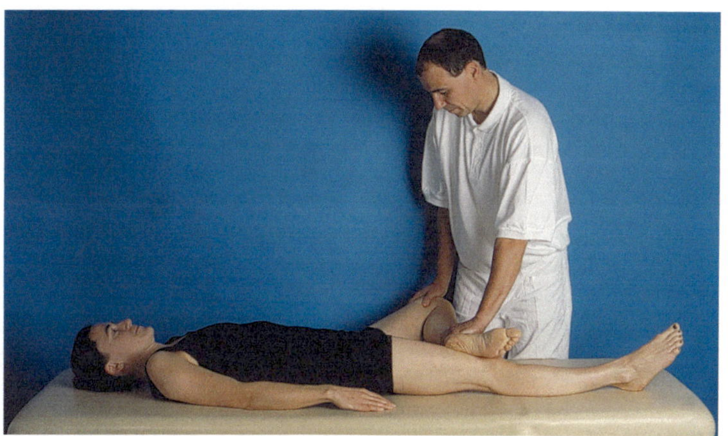

■ Abb. 7.5 Viererzeichen, Patrick-Faber-Test

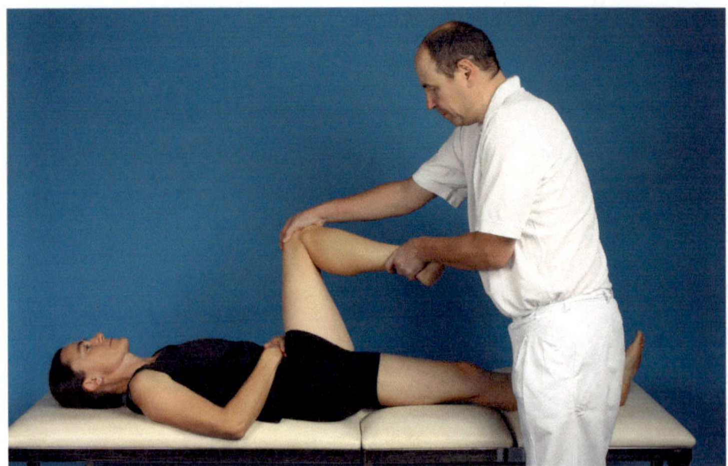

■ Abb. 7.6 Impingement-Test kraniomediales Hüftgelenk

oder passiver Abspreizbewegung fast die Unterlage. Der Test ist positiv, wenn die Außenrotation im Seitenvergleich deutlich eingeschränkt ist, meist kombiniert mit Schmerzen im Hüftgelenk und der Leiste, was für eine Koxarthrose, Koxitis oder einen Morbus Perthes spricht. Zudem können auch Schmerzen im Bereich des Iliosakralgelenks oder der Symphyse provoziert werden.

■ Impingement-Test nach MacDonald und Ganz

Bei einem femoroacetabulären Impingement (FAI) als Ursache für eine frühzeitige Koxarthrose kommt es zu einem knöchernen Kontakt zwischen dem gelenknahen Anteil des Femurs und der Hüftpfanne. Ursache dieser Schmerzen kann ein mechanischer Konflikt zwischen dem vorderen Pfannenrand am Becken oder dem Labrum und dem vorderen Schenkelhals sein. Grundsätzlich wird zwischen dem Pincer-FAI und dem Cam-FAI unterschieden. Beim Pincer-FAI resultiert das Impingement durch eine Retrotorsion der Hüftpfanne oder eine zu stark ausgeprägte Überdachung. Bei der Cam-Deformität ist die Taillierung des Schenkelhalses zu wenig ausgeprägt.

Am liegenden Patienten wird das Hüftgelenk zunächst bis 90° gebeugt. Anschließend wird unter weiter zunehmender Hüftbeugung eine forcierte Adduktion und Innenrotation durchgeführt. Lassen sich auf diese Weise Schmerzen provozieren, ist das ein Hinweis auf ein kraniomediales FAI (■ Abb. 7.6).

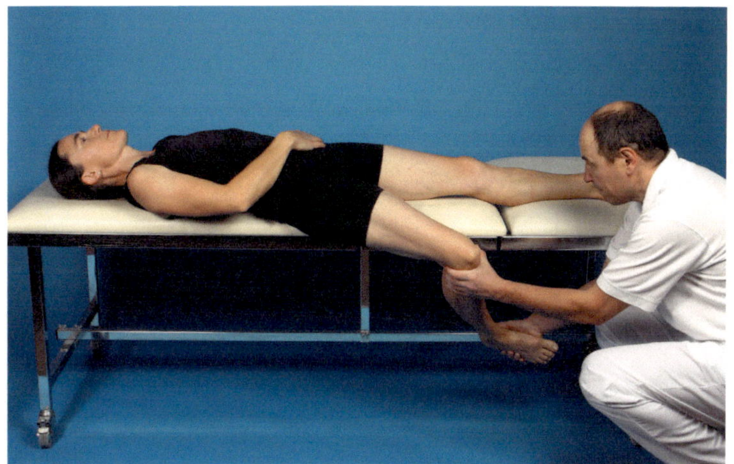

Abb. 7.7 Impingement-Test dorsokaudales Hüftgelenk

Zum Nachweis eines dorsokaudalen FAI wird das Hüftgelenk dagegen überstreckt und eine forcierte Abduktion und Außenrotation im Hüftgelenk durchgeführt. Dafür muss der Patient seitlich oder am Ende des Untersuchungstischs so gelagert werden, dass die Hüfte überstreckt werden kann (Abb. 7.7).

Oberschenkel

F. J. Müller, C. Schuster, B. Weigel

Klinische Untersuchungstests in Orthopädie und Unfallchirurgie,

DOI 10.1007/978-3-642-39691-5_8, © Springer-Verlag Berlin Heidelberg 2013

Torsionsabweichungen des Femurs, wie sie z. B. nach operativer Versorgung von Frakturen auftreten können, lassen sich gut beim am Bauch liegenden Patienten beurteilen. Die Kniegelenke soll der Patient 90° gebeugt halten und anschließend die Unterschenkel nach außen in eine maximale Innenrotation des Hüftgelenks fallen lassen (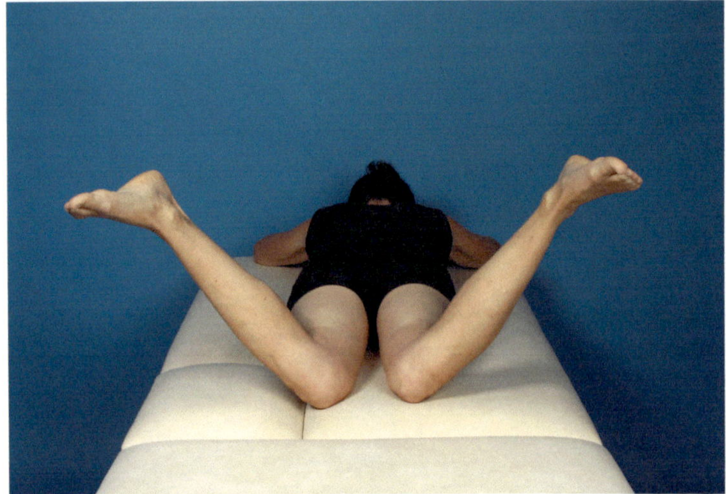 Abb. 8.1). Eine Seitendifferenz kann ein Hinweis auf eine einseitige Hüftgelenkabnutzung oder eine Abweichung der Torsion des Femurs sein. In Rückenlage des Patienten vergleicht man die Bewegungsumfänge bei der Innen- und Außenrotation des 90° gebeugten Hüftgelenks.

Abb. 8.1 Torsionskontrolle des Femur in Bauchlage

Kniegelenk

F. J. Müller, C. Schuster, B. Weigel
Klinische Untersuchungstests in Orthopädie und Unfallchirurgie,
DOI 10.1007/978-3-642-39691-5_9, © Springer-Verlag Berlin Heidelberg 2013

9.1   Patella

▪ Tanzende Patella

Am liegenden Patienten wird bei gestrecktem Kniegelenk mit einer Hand der Recessus suprapatellaris ausgestrichen, mit der anderen die Patella in ihr Gleitlager gedrückt (◘ Abb. 9.1). Wenn ein Erguss vorliegt, erkennt man dies am typischen elastischen Rebound der Patella nach oben. Man spricht dann von einer tanzenden Patella.

▪ Zohlen-Zeichen

Am liegenden Patienten mit gestrecktem Kniegelenk wird vom Untersucher die Patella mit einer Hand nach distal geschoben oder mit beiden Daumen in diese Richtung gezogen. Daraufhin soll der Patient seinen Quadrizepsmuskulatur kraftvoll anspannen (◘ Abb. 9.2). Durch die Anspannung des Muskels wird die Patella fest in ihr femorales Gleitlager gepresst, was schmerzhaft ist, wenn Knorpelschäden mit begleitender Synovialitis be-stehen.

> **❯ Dieser Test kann bei peripatellären Schmerzsyndromen falsch-positiv sein. Peripatelläre Schmerzen bestehen z. B. bei Insertionstendopathien des Tractus iliotibialis, Pes anserinus oder der Quadrizeps- oder Patellarsehne. Man kann sie durch eine exakte Palpation der Schmerzpunkte abgrenzen.**

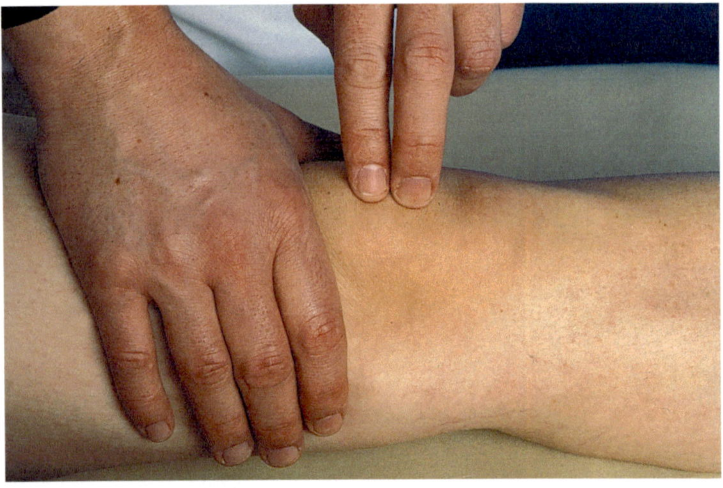

◘ **Abb. 9.1** Tanzende Patella

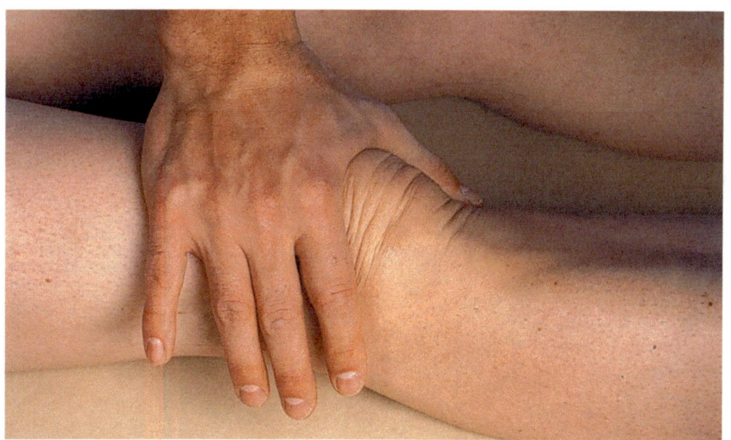

Abb. 9.2 Zohlen-Zeichen

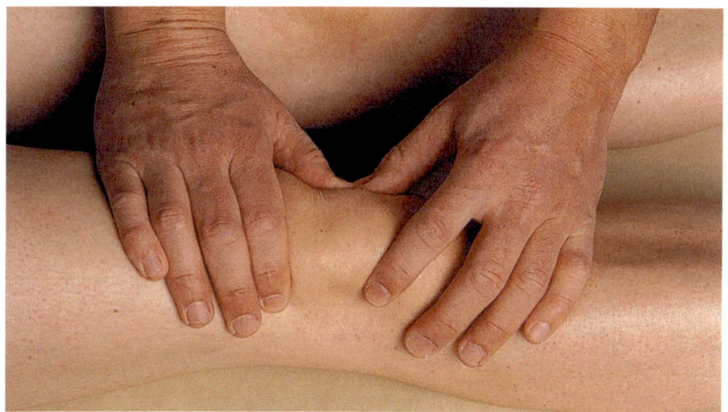

Abb. 9.3 Patellaverschiebetest

Patellaverschiebetest

Die Patellamobilität kann bei gestrecktem oder leicht gebeugtem Knie geprüft werden, indem der Untersucher mit beiden Händen die Patella umfasst und nach medial und lateral verschiebt (Abb. 9.3). Eine deutlich vermehrte Verschieblichkeit der Patella weist auf einen lockeren Bandapparat oder eine Luxationstendenz hin. Bei retropatellarem Reiben kann eine Chondropathie oder Retropatellararthrose bestehen.

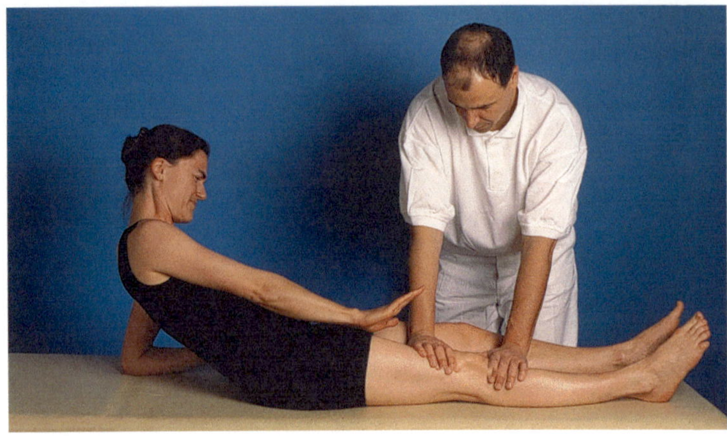

■ Abb. 9.4 Patella-apprehension-Test

■ Patella-apprehension-Test

Der Untersucher drückt bei entspannter Oberschenkelmuskulatur und leicht gebeugtem Knie des Patienten die Patella nach lateral aus ihrem Gleitlager. Wenn eine Subluxations- oder Luxationstendenz besteht, verursacht dies dem Patienten Beschwerden, und er wird eine Abwehr- oder Ausweichbewegung machen (■ Abb. 9.4). Deshalb spricht man vom Apprehension-Test (s. oben).

9.2   Meniskus

■ Klinische Zeichen

Ein klinisches Zeichen einer Meniskusläsion ist der isolierte Druckschmerz, der topografisch exakt über dem medialen bzw. lateralen Gelenkspalt provoziert werden kann. Eine Streckhemmung liegt nicht immer vor, sondern erst dann, wenn ein Meniskusanteil luxiert ist, sich im Gelenkspalt verklemmt und dadurch die physiologische Roll-Gleit-Bewegung des Kniegelenks blockiert.

■ Steinmann-I-Zeichen

Der Untersucher fasst mit einer Hand das gebeugte Knie des Patienten, mit der anderen den Unterschenkel und führt dann bei unterschiedlich stark gebeugtem Kniegelenk und möglichst entspannter Muskulatur Rotationsbewegungen am Unterschenkel durch (■ Abb. 9.5). Schmerzen im medialen bzw. lateralen Gelenkspalt bei plötzlicher Außenrotation bzw. Innenrotation deuten auf einen Innen- bzw. Außenmeniskusschaden hin.

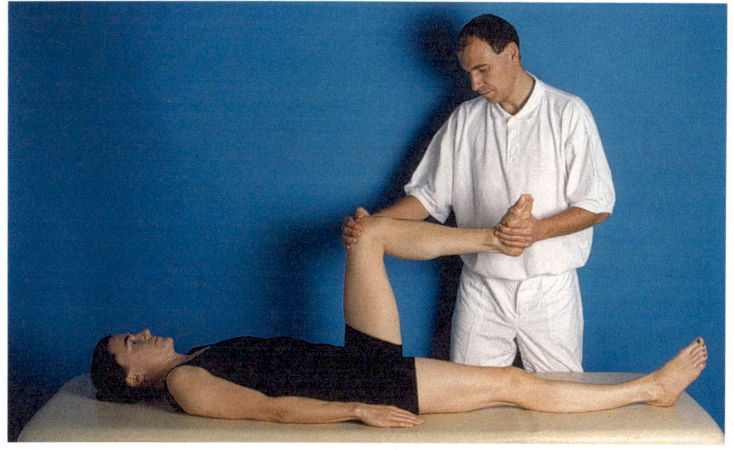

Abb. 9.5 Steinmann-I-Zeichen

▪ Steinmann-II-Zeichen

Das Knie wird in forcierter Außenrotationsstellung des Unterschenkels aus einer Extensionsstellung heraus gebeugt (◘ Abb. 9.6a,b). Ein medial gelegener, von ventral nach dorsal wandernder Druckschmerz spricht für eine Innenmeniskusläsion. Zur Prüfung des Außenmeniskus geht man in Innenrotation unter Palpation des äußeren Gelenkspalts analog vor (◘ Abb. 9.6c,d).

▪ Payr-Zeichen

Das Bein wird in Hüfte und Knie gebeugt und abduziert gelagert, sodass der Außenknöchel in der suprakondylären Region des kontralateralen Beins zu liegen kommt. Nun belastet der Untersucher das ausgelagerte Knie mit einem dosierten, bodenwärts gerichteten Druck (◘ Abb. 9.7). Lassen sich dadurch Schmerzen im medialen Gelenkspalt provozieren, spricht dies für eine Innenmeniskusläsion. Dieser Test kann auch im Schneidersitz durchgeführt werden.

▪ Böhler-Zeichen

Das Knie des Patienten wird wie beim Varus-/Valgusinstabilitätstest (s. unten) unter Varus- oder Valgusstress gebracht und anschließend durchbewegt (◘ Abb. 9.8). Dadurch kann der Außen- bzw. Innenmeniskus unter Kompression und in unterschiedlicher Kniebeugung geprüft werden.

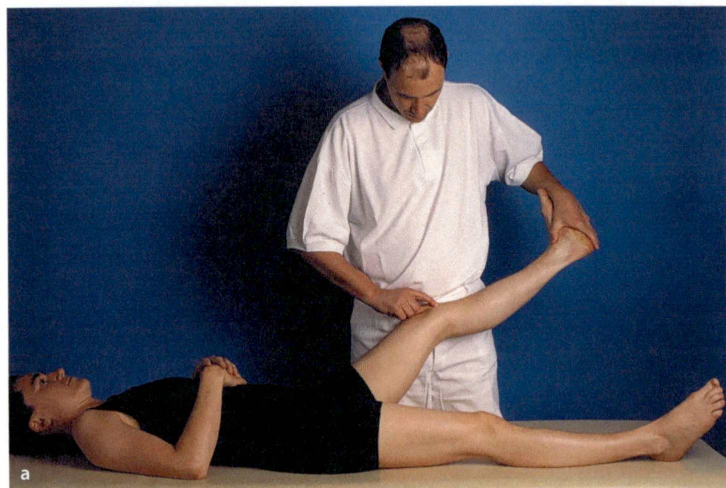

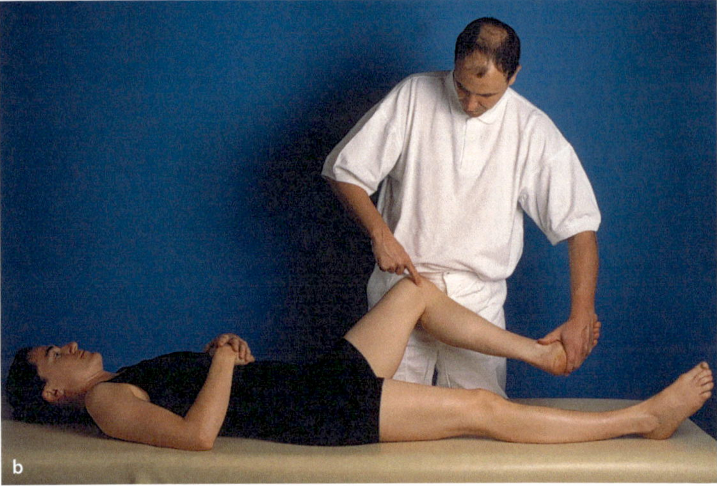

⬛ Abb. 9.6a–b Steinmann-II-Zeichen

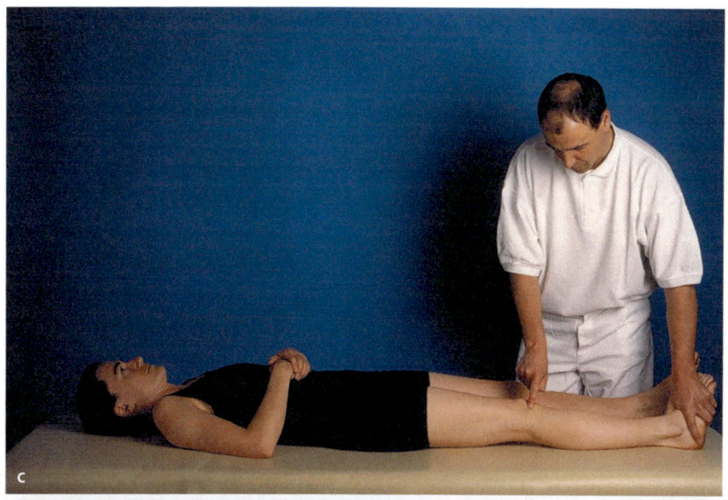

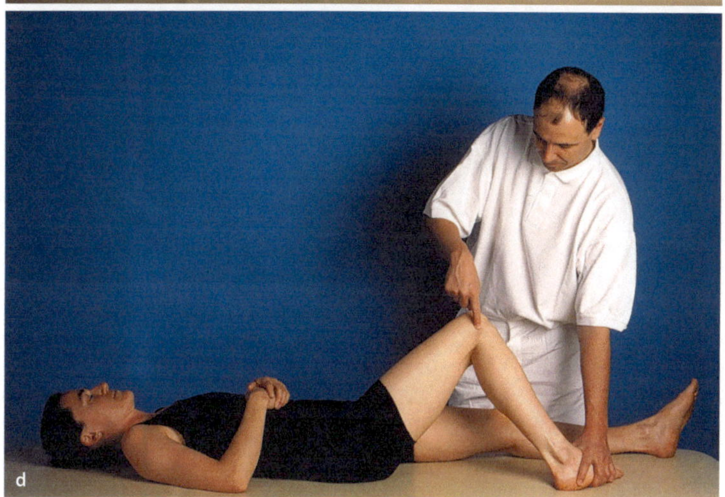

Abb. 9.6c–d Steinmann-II-Zeichen

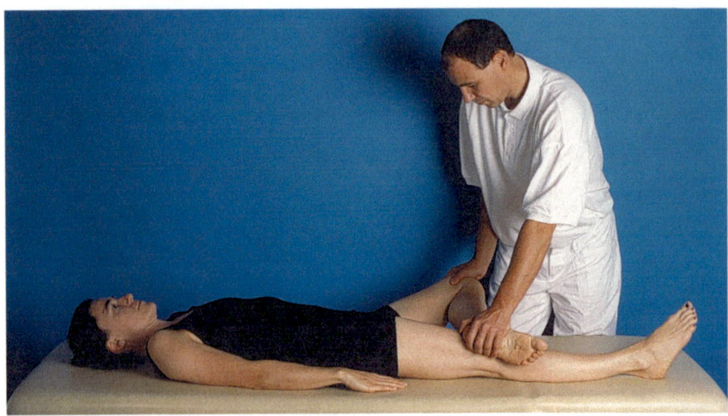

◘ Abb. 9.7 Payr-Zeichen

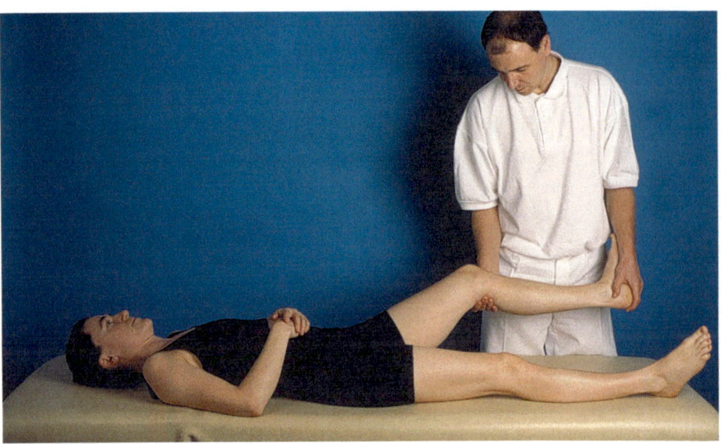

◘ Abb. 9.8 Böhler-Zeichen

◼ Grinding- und Apley-Test

Beim Grinding-Test fixiert der Untersucher das im Hüftgelenk gestreckte und im Kniegelenk gebeugte Bein des Patienten mit der einen Hand am Oberschenkel, mit der anderen übt er eine axiale Kompression aus (◘ Abb. 9.9a). Verursacht die axiale Kompression Schmerzen, ist dies ein Hinweis für eine Meniskusläsion. Beim Apley-Test stabilisiert der Untersucher mit seinem Knie den

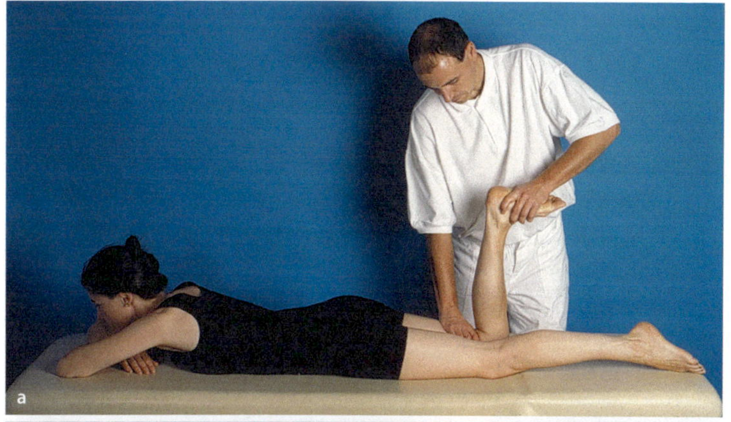

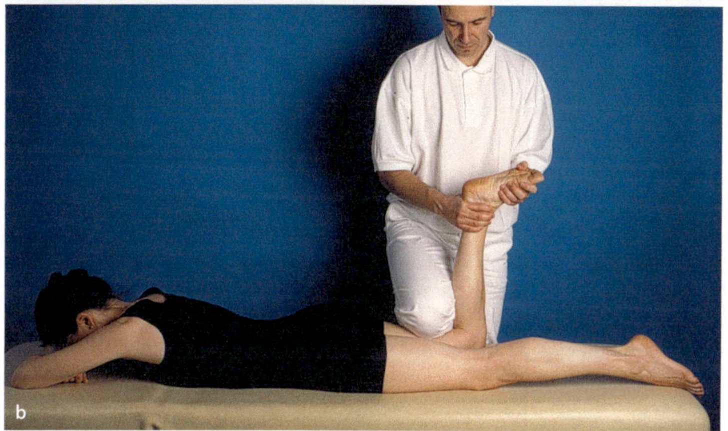

◨ Abb. 9.9a,b Grinding-Test (**a**) und Apley-Test (**b**)

Oberschenkel des Patienten und zieht mit seinen Händen am Fuß. Unter Zug werden nun in verschiedenen Beugegraden Rotationsbewegungen am Unterschenkel durchgeführt (◨ Abb. 9.9b). Schmerzen bei axialem Zug sprechen für eine Kapsel-Band-Läsion.

▪ Thessaly-Test

Der Untersucher hält die ausgestreckten Hände des stehenden Patienten. Der Patient steht mit dem gesamten Körpergewicht auf dem zu untersuchenden Bein, der Fuß bleibt am Boden fixiert, das kontralaterale und gesunde Bein

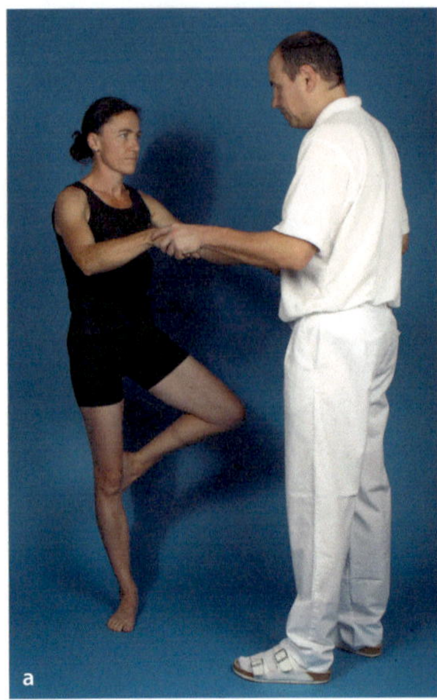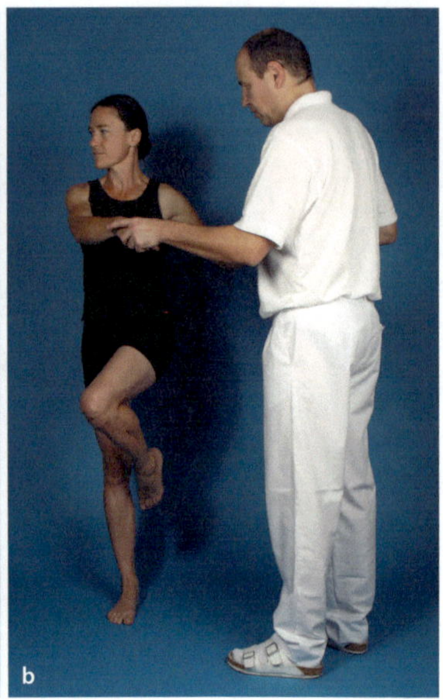

■ **Abb. 9.10a,b** Thessaly-Test

wird angehoben. Nun wird der Patient bei am Boden fixierten Fuß im 20° gebeugten Kniegelenk nach beiden Seiten hin- und hergedreht (■ Abb. 9.10). Liegt ein Meniskusschaden vor, verursacht das belastete Drehen Schmerzen oder ein Schnappen im betroffenen Kniegelenk (Karachalios et al. 2005). Bei Nachweis einer vorderen Kreuzbandverletzung scheint die Durchführung und Interpretation des Tests allerdings schwierig, in einer anderen Studie musste die Untersuchung häufig abgebrochen werden, die Genauigkeit des Tests betrug dann nur 60% (Mizatolooei et al. 2010).

■ Ege's-Test

Bei diesem Test fixiert der stehende Patient zunächst seine beiden Füße in Außenrotation und nimmt dann eine zunehmende Hockstellung ein (■ Abb. 9.11a). Anschließend wird der Test auch in Innenrotation beider Füße durchgeführt (■ Abb. 9.11b). Eine Schmerzprovokation im Gelenkbereich lässt einen Meniskusschaden vermuten. Der Test soll von einer zusätzlichen vorderen Kreuzbandverletzung unabhängig sein (Akseki et al. 2004).

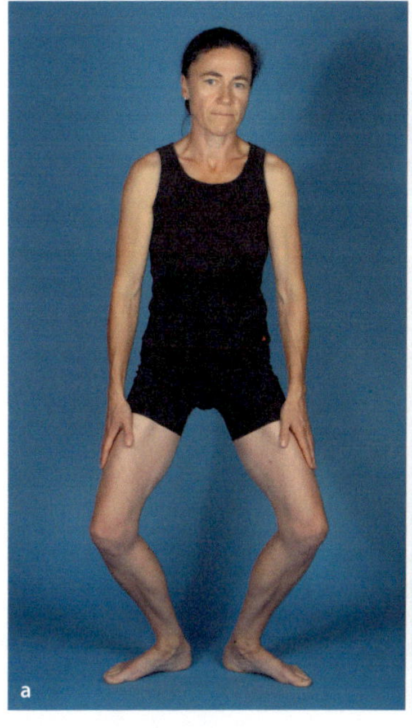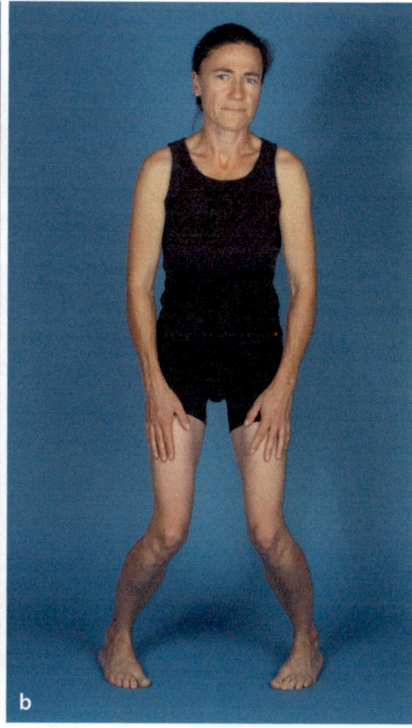

Abb. 9.11a,b Ege's-Test

> Die Mensikustests nach Steinmann, Böhler und Payr sowie der Druckschmerz am Gelenkspalt sind in der Literatur wissenschaftlich bisher nicht evaluiert worden, der Thessaly-Test jedoch schon, er scheint die höchste Aussagekraft für eine Meniskusverletzung zu haben (Ockert et al. 2010).

9.3 Instabilität

■ Varus- und Valgusstresstest

In Rückenlage des Patienten umfasst der Untersucher mit der einen Hand den distalen Unterschenkel oder das Fersenbein, mit der anderen wird der distale Oberschenkel leicht angehoben. Alternativ kann der Untersucher auch den Unterschenkel des Patienten mit beiden Händen fassen und mit seinem Unterarm in Taillenhöhe einklemmen (**Abb. 9.12a**). Bei diesem Vorgehen kann man das Bein besser stabilisieren und das Ausmaß der Instabilität exakter erfassen. Bei schwergewichtigen Personen oder wenn der Patient schmerzbe-

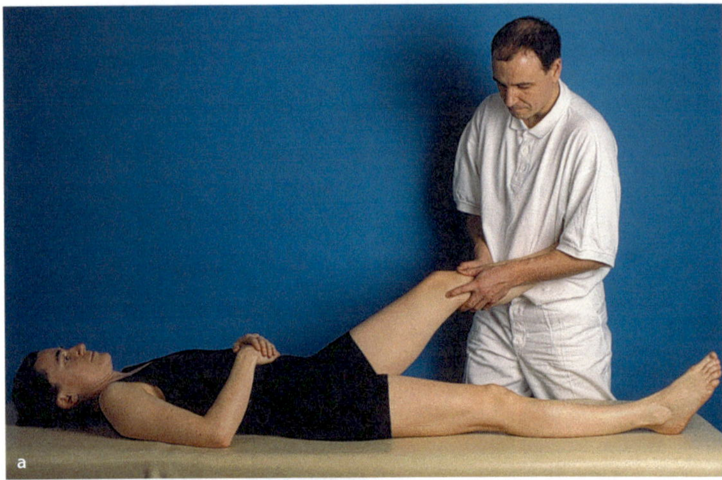

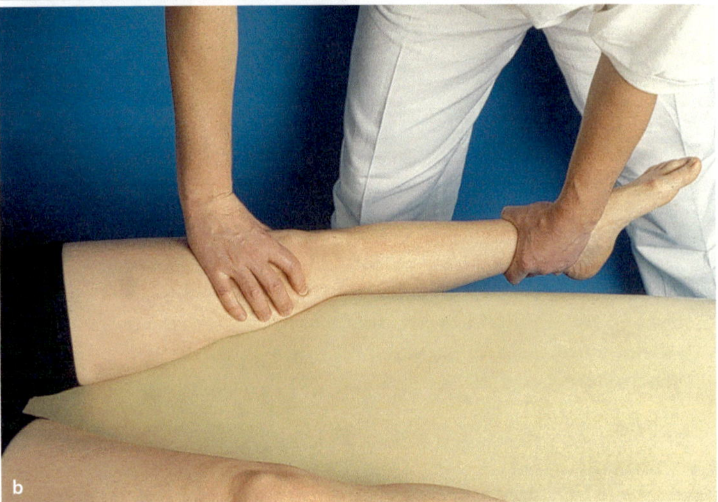

Abb. 9.12a,b Varus- und Valgustest

dingt gegenspannt, empfiehlt es sich, den Oberschenkel auf der Untersuchungsliege abgestützt zu lagern. Knie und Unterschenkel ragen über den Rand der Liege, anschließend kann nun besonders behutsam und ohne großen Kraftaufwand die Stabilitätsprüfung vorgenommen werden (Abb. 9.12b). Je nachdem, ob das Knie einem Varus- oder Valgusstress ausgesetzt werden soll,

◘ Tab. 9.1 Gradeinteilung der Instabilität des Kniegelenks in Abhängigkeit vom Ausmaß der im Seitenvergleich vermehrten Aufklappbarkeit oder des Schubladenausschlags

Grad	Ausmaß der Instabilität (mm)
(+)	Werte zwischen 0 und 3 mm sind in der Regel nicht pathologisch. Bei unsicherem oder knapp pathologischem Befund wird der Wert eingeklammert
+	<5
++	5–10
+++	>10

drückt man von medial oder lateral gegen den distalen Oberschenkel. Der Unterschenkel wird als Hebel zum Aufklappen des Kniegelenkspalts genutzt.

Zur Prüfung der Stabilität der Kollateralbänder muss das Knie 20° gebeugt und der Unterschenkel außenrotiert gehalten werden, denn nur in dieser Position sind die Kreuzbänder relaxiert und die Kollateralbänder gespannt, wodurch überhaupt erst eine mehr oder weniger isolierte Beurteilung der Kollateralbänder möglich wird. In Streckstellung sind Kreuzbänder und dorsale Kapsel gestrafft, sodass nur dann eine Aufklappbarkeit besteht, wenn diese Strukturen verletzt sind.

Das Ausmaß der Aufklappbarkeit wird in Plusgraden (+) ausgedrückt (◘ Tab. 9.1). Die angegebenen Werte sind nicht absolut zu sehen, sondern als Anhaltswerte für das Ausmaß einer im Seitenvergleich vermehrten Aufklappbarkeit, das dem subjektiven Eindruck des Untersuchers entsprechend erhoben wird. Subjektiv ist dies deshalb, weil der Untersucher aufgrund der anatomischen Verhältnisse und der Art der Stabilitätsprüfung keine exakte Messung vornehmen kann, sondern auf seine Erfahrung und sein Gespür angewiesen ist. Man spricht von einer ein-, zwei- oder dreifach positiv vermehrten Aufklappbarkeit in Extensions- bzw. Flexionsstellung bei Varus- oder Valgusstress und kann daraus Schlüsse ziehen, welche Strukturen instabil sind. Dabei lassen sich nicht nur die Seitenbänder, sondern auch die Kreuzbänder und die dorsale Gelenkkapsel beurteilen.

Das Ausmaß einer echten oder vermeintlichen Instabilität darf nicht für sich allein, also ausschließlich für die verletzte Seite eingeschätzt werden. In die Beurteilung muss immer der Vergleich zur Gegenseite mit einfließen, denn die Stabilität der Bänder unterliegt deutlichen physiologischen Schwankungen (◘ Tab. 9.2).

◘ Tab. 9.2 Physiologische Aufklappbarkeit und Schubladenausschlag von Kniegelenken gesunder Probanden für Varus-/Valgusstress bzw. vorderer und hinterer Schublade. (Ermittelt von Jacobsen 1976)

Art der Belastung	Ausschlag (mm)
Mediale Aufklappbarkeit in 30°-Flexion	6–12
Laterale Aufklappbarkeit in 30°-Flexion	9–17
Vordere Schublade in 90°-Flexion	0–5
Hintere Schublade in 90°-Flexion	0–5

◘ Tab. 9.3 Mögliche Lokalisation verletzter Kapselbandstrukturen einer im Vergleich zur unverletzten Gegenseite vermehrten Aufklappbarkeit bei Varus- oder Valgusstress in Extension oder Flexion des Kniegelenks

Stressrichtung	Graduierung	Interpretation
Valgus in Extension	+	Ruptur der dorsomedialen Kapsel
	++	Zusätzlich Innenband und hinteres Kreuzband
	+++	Zusätzlich vorderes Kreuzband
Varus in Extension	+	Ruptur der dorsolateralen Kapsel
	++	Zusätzlich Außenband und hinteres Kreuzband
	+++	Zusätzlich vorderes Kreuzband und Tractus iliotibialis
Valgus in 20°-Flexion	+, ++	Ruptur des Innenbandes
	+++	Zusätzlich Rotationsinstabilität mit Kreuzbandschaden
Varus in 20°-Flexion	+, ++	Ruptur des Außenbandes
	+++	Zusätzlich Rotationsinstabilität

> Das Ausmaß der Aufklappbarkeit ist lateral ausgeprägter als medial. Dies ist kein pathologischer Befund, sondern ein physiologischer Unterschied.

Eine Übersicht zur Interpretation der im Seitenvergleich erhobenen Befunde bei Varus- oder Valgusstress in Extension oder Flexion des Kniegelenks gibt ◘ Tab. 9.3.

◼ Vorderer und hinterer Schubladentest

Der auf dem Rücken liegende Patient stellt seinen Fuß bei 45°-Hüft- und 90°-Kniebeugung auf die Unterlage. Der Untersucher setzt sich auf den Vorfuß des Patienten und fixiert diesen dadurch. Der Fuß kann dabei in verschiedene Rotationsstellungen – Innen-, Neutral- oder Außenrotation – gebracht werden (◘ Abb. 9.13a). Abhängig von der eingenommenen Rotation werden verschiedene Kapselstrukturen ge- oder entspannt, bei maximaler Innenrotation z. B. die lateralen Kapsel-Band-Strukturen, bei Außenrotation die medialen. Der Untersucher palpiert mit seinen Daumenkuppen die Femurkondylen und mit den Fingerbeeren seiner Daumen den Tibiakopf. Mit den Langfingern umgreift er den Tibiakopf von medial und lateral und zieht ihn nach ventral in eine vordere Schublade oder drückt ihn nach dorsal in eine hintere. Die palpierenden Daumenendglieder können nun den Schubladenausschlag relativ exakt erspüren.

Müller (1982) empfiehlt, den Schubladentest am sitzenden Patienten vorzunehmen, der seine Unterschenkel über den Rand der Untersuchungsliege frei hängen lässt, weil manche Patienten in dieser Position ihr Bein besser entspannen können (◘ Abb. 9.13b).

> Der Schubladentest ist bei frischer Bandverletzung für die Patienten meist sehr schmerzhaft, sodass diese reaktiv das Kniegelenk muskulär stabilisieren. Dann ist der Test nicht aussagekräftig.
> Er eignet sich strenggenommen nur zur Beurteilung chronischer Instabilitäten. Bei frischer Kreuzbandverletzung empfiehlt sich der Lachman-Test (s. unten).

Bei der Auswertung des Tests kommen 3 Kriterien zum Tragen:
- das Ausmaß der Translation,
- die Qualität des Anschlags am Ende dieser Translationsbewegung und
- die Rotation am Ende der Translationsbewegung.

Translation. Das Ausmaß der Translation wird wie beim Varus-/Valgustest in Plusgraden erfasst (◘ Tab. 9.1). Man spricht in diesem Zusammenhang auch vom so genannten Schubladenausschlag. Der Schubladenausschlag wird ebenfalls im Seitenvergleich gewertet.

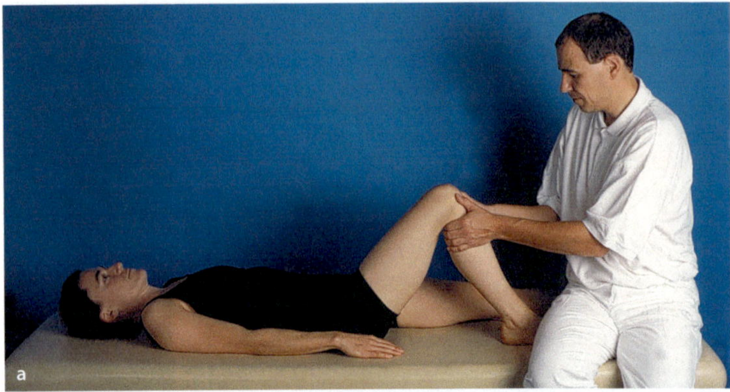

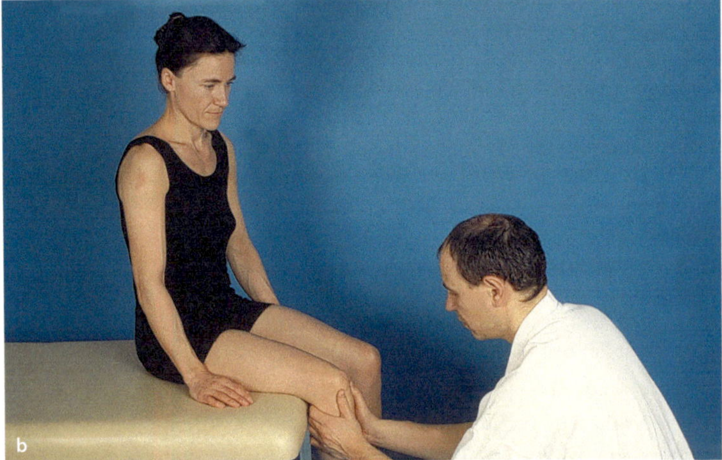

■ **Abb. 9.13a,b** Vorderer und hinterer Schubladentest

Qualität des Anschlags. Die Qualität des Anschlags am anterioren oder posterioren Ende der Translationsbewegung wird definiert als harter oder weicher Anschlag. Ein harter vorderer bzw. hinterer Anschlag liegt bei intaktem vorderem bzw. hinterem Kreuzband vor, weil dieses am Ende der Translationsbewegung den Schubladenausschlag unvermittelt stoppt und die beiden Gelenkpartner mit einem spür- und hörbarem »Klicken« in Kontakt bringt. Ist das Kreuzband gerissen oder fehlt es, dann bekommt man einen weichen Anschlag, der durch die exponentielle Anspannung der Kapsel-Band-Strukturen vermittelt wird und die Bewegung nicht unmittelbar, sondern sukzessive abbremst.

Rotation. Die kombinierte Beurteilung des Ausmaßes der Schublade, der Qualität des Anschlags und der Rotationsstellung des Unterschenkels lässt Rückschlüsse zu, welches Kreuzband gerissen ist, oder ob sogar beide rupturiert sind, und welche weiteren Kapsel-Band-Strukturen involviert sind, denn nur in Ausnahmefällen ereignen sich isolierte Kreuzbandrisse. In der Regel liegen begleitende Rupturen an den Kapsel-Band-Strukturen vor. Die Kombination der Verletzung des zentralen Stabilitätspfeilers des Kniegelenks, also der Kreuzbänder einerseits und der peripher gelegene Kapsel-Band-Schaden andererseits, führt dazu, dass man keine isolierten Translationsinstabilitäten in nur eine Richtung findet, sondern kombinierte Instabilitäten mit einer rotatorischen Komponente. Die Drehachse wird durch die noch intakten Strukturen bestimmt. Man spricht von so genannten Rotationsinstabilitäten. Nach Müller gibt es insgesamt vier solcher Rotationsinstabilitäten (■ Tab. 9.4).

Ein vermehrter Schubladenausschlag allein beweist noch keine Kreuzbandruptur. Dies lässt sich erst durch Beurteilung der Qualität des Anschlags näher eingrenzen. Leistungssportler, z. B. Profifußballer, die häufig kniebelastenden Bewegungsabläufen ausgesetzt sind, können überdehnte Kreuzbänder haben, die einen deutlichen Schubladenausschlag zulassen, der bis zu zweifach plus betragen kann. Trotzdem lässt sich ein harter hinterer und vorderer Anschlag untersuchen, der beweisend dafür ist, dass sich die Kreuzbänder anspannen.

Besteht auf dem Boden einer Kreuzbandruptur ein vermehrter Schubladenausschlag, dann muss zwischen einer vorderen und hinteren Schublade differenziert werden. Dies lässt sich durch den Ort des fehlenden Anschlags (s. Lachman-Test) näher eingrenzen.

> **Wichtig ist, an die Verwechslungsmöglichkeit einer vorderen mit einer hinteren Schublade zu denken, weil am ruhenden Bein der Schienbeinkopf der Schwerkraft folgend in entspannter Beinhaltung automatisch nach dorsal sinkt und dadurch eine vordere Schublade vortäuschen kann, obwohl in Wirklichkeit eine hintere besteht.**

■ Lachman-Test

Der Lachman-Test, der nach dem Orthopäden John Lachman (Temple University, Philadelphia) benannt ist, eignet sich zur Untersuchung frischer und chronischer Bandinsuffizienzen. Bei etwa 20–30° gebeugtem Knie wird mit der einen Hand der entspannte distale Oberschenkel des auf dem Rücken liegenden Patienten gefasst, während man mit der anderen die proximale Tibia umgreift und nach vorne zieht (■ Abb. 9.14a). Bei schwergewichtigen oder muskulösen Patienten hat sich bewährt, den Oberschenkel des Patienten auf seinem eigenen, abgewinkelten Bein zu lagern, damit der Schienbeinkopf frei hängt. Dann wird mit einer Hand der Oberschenkel stabilisiert und mit der anderen der Schienbeinkopf im Wechsel nach ventral gehoben und nach dorsal geschoben

◼ Tab. 9.4 Die 4 Rotationsinstabilitäten am Kniegelenk. (Nach Müller 1982)

Zeichen der Instabilität	Rotation des Tibiakopfs	Verletzte Struktur
Anteriore Rotationsinstabilität		
Mediale Aufklappbarkeit in Extension	Kaum	Dorsomediale Kapsel
Mediale Aufklappbarkeit in Flexion	Mäßig	Zusätzlich Innenband
Beim Lachman-Test (s. unten) fehlt der vordere Anschlag. Das mediale Tibiaplateau rotiert deutlich nach ventral. Vollbild der anteromedialen Rotationsinstabilität	Deutlich	Zusätzlich vorderes Kreuzband
Anterolaterale Rotationsinstabilität		
Laterale Aufklappbarkeit in Extension	Kaum	Tiefe Anteile des Tractus iliotibialis
Laterale Aufklappbarkeit in Flexion	Mäßig	Zusätzlich Außenband
Aufklappbarkeit in Extension. Das laterale Tibiaplateau lässt sich deutlich nach ventral rotieren. Vollbild der anterolateralen Rotationsinstabilität	Deutlich	Zusätzlich dosolaterale Kapsel
Posteromediale Rotationsinstabilität		
Mediale Aufklappbarkeit in Extension	Kaum	Dorsomediale Kapsel
Mediale Aufklappbarkeit in Flexion	Mäßig	Zusätzlich Innenband
Beim Lachman-Test (s. unten) fehlt der hintere Anschlag oder es besteht bei lediglich überdehntem Band eine hintere Schublade, das mediale Tibiaplateau rotiert deutlich nach dorsal. Vollbild der posteromedialen Rotationsinstabilität.	Deutlich	Zusätzlich hinteres, evtl. zusätzlich vorderes Kreuzband

◻ Tab. 9.4 (Fortsetzung)

Zeichen der Instabilität	Rotation des Tibiakopfs	Verletzte Struktur
Posterolaterale Rotationsinstabilität		
Laterale Aufklappbarkeit in Extension	Kaum	Dorsolaterale Kapsel
Laterale Aufklappbarkeit in Flexion	Mäßig	Zusätzlich Außenband
Beim Lachman-Test (s. unten) fehlt der hintere Anschlag.	Deutlich	Zusätzlich hinteres Kreuzband
Das laterale Tibiaplateau rotiert deutlich nach dorsal.		
Vollbild der posterolateralen Rotationsinstabilität		

(◻ Abb. 9.14b). Bei der Beurteilung richtet man sich, wie beim Schubladentest, nach dem Ausmaß der Translation und der Qualität des Anschlags. Liegt eine im Seitenvergleich vermehrte Translation von zweifach plus oder mehr vor, kombiniert mit einem weichen Anschlag, muss von einer Kreuzbandruptur ausgegangen werden. Der Ort des weichen Anschlags lässt auf den der Kreuzbandläsion schließen (s. Schubladentest).

▪ Aktiver Lachman-Test

Der Patient liegt am Rücken. Das zu untersuchende Bein wird im Bereich des distalen Oberschenkels auf dem Unterarm des Untersuchers gelagert. Dieser wiederum stützt seinen Arm am kontralateralen Knie des Patienten ab. Jetzt wird der Patient aufgefordert, sein Bein, abgestützt auf dem Untersucherarm, zu strecken (◻ Abb. 9.15). Der Untersucher beobachtet dabei von der Seite die ventrale Kontur des Knies. Bei intakten Kreuzbändern wandert der Tibiakopf, während sich der Streckapparat anspannt, nur 0–3 mm nach vorne. Ist das vordere Kreuzband gerissen, beträgt dieser Weg 4–6 mm. Dieser Unterschied ergibt sich nur bei einer vermehrten hinteren Schublade und fällt im Seitenvergleich auf (s. dorsaler Durchhangtest).

▪ Dorsaler Durchhangtest, Godfrey-Test

Der Patient liegt auf dem Rücken. Die Hüft- und Kniegelenke sind 90° gebeugt. Der Untersucher stabilisiert mit einer Hand die distalen Oberschenkel, mit der

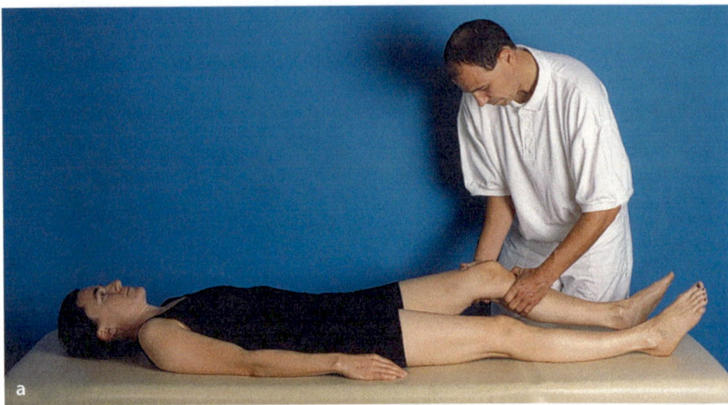

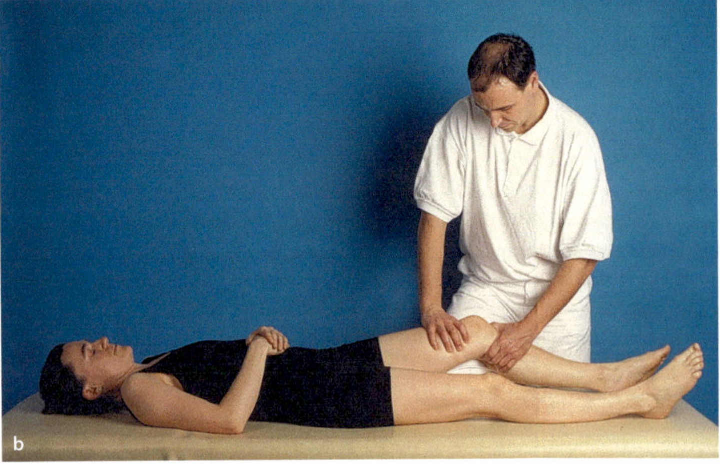

Abb. 9.14a,b Lachman-Test

anderen hält er das Gewicht beider Unterschenkel und Füße, sodass der Patient den Streckapparat beider Beine komplett entspannen kann (Abb. 9.16a). Nun beobachtet der Untersucher von der Seite auf Kniehöhe beide Tibiakopf-silhouetten. Bei hinterer Instabilität mit Beteiligung des hinteren Kreuzbandes sinkt die Tuberositas tibiae vermehrt nach dorsal. Fordert man nun den Patienten auf, sein Bein aktiv zu strecken, zeigt sich bei Beginn der Bewegung eindrucksvoll, wie der Schienbeinkopf aus seiner hinteren Schublade heraus einen deutlichen Weg nach ventral beschreibt, bevor die eigentliche Streckung beginnt, und wie er beim anschließenden Zurückführen des Beins, dem die

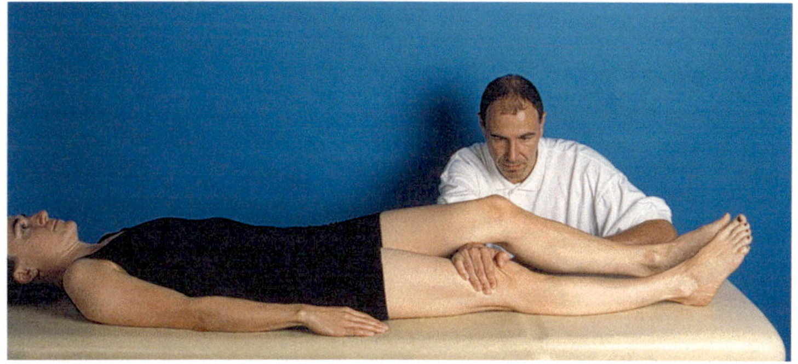

Abb. 19.15 Aktiver Lachman-Test

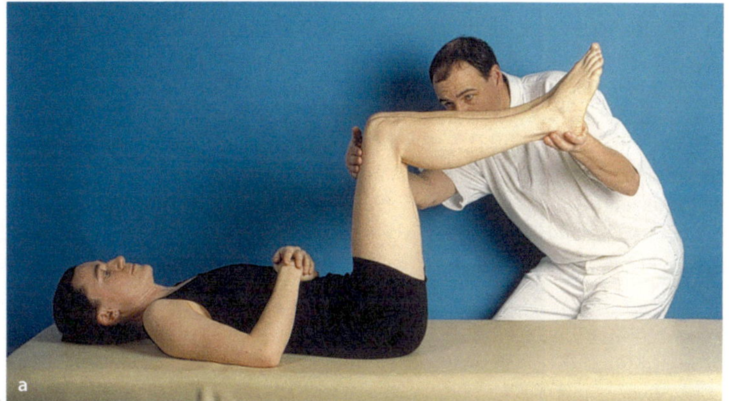

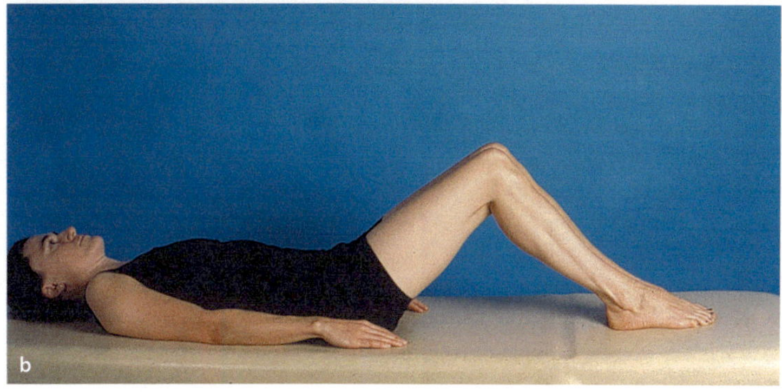

Abb. 9.16a,b Dorsaler Durchhangtest, Godfrey-Test

Entspannung des Streckapparats folgt, wieder zurücksinkt. Dieser Test dient zur Abgrenzung einer hinteren von einer vorderen Schublade. Alternativ kann der Test auch bei auf der Unterlage aufgestellten Füßen und 90°-Knieflexion durchgeführt werden (◘ Abb. 9.16b).

■ Pivot-shift-Test

Der Begriff bedeutet wörtlich übersetzt »Drehpunkt-Rutsch-Zeichen«. In Rückenlage des Patienten umgreift der Untersucher mit der einen Hand den lateralen Femurkondylus, mit der anderen hält er den Unterschenkel in Innenrotations- und Abduktionsstellung. Aus einer gestreckten Stellung heraus wird das Knie langsam gebeugt (◘ Abb. 9.17). Während der extensionsnahen Beugung muss der Tractus iliotibialis über den äußeren Aspekt des lateralen Femurkondylus gleiten. Das führt bei rupturiertem vorderem Kreuzband dazu, dass der Traktus, der in Kniestreckung vor dem lateralen Epikondylus liegt und unter allmählicher Beugung zunehmend gespannt wird, den Schienbeinkopf als Antagonist des vorderen Kreuzbandes nach ventral zieht. Wenn nun weiter gebeugt wird, gleitet der Traktus an einem kritischen Punkt, der bei etwa 30°-Kniebeugung liegt, über den äußeren Aspekt des lateralen Femurkondylus und wirkt nun als Agonist des vorderen Kreuzbandes. Dadurch wird der Schienbeinkopf in eine gelenkgerechte Stellung reponiert, was von einem spür- und hörbaren Schnappen begleitet ist, das der Patient, unabhängig davon, ob es sich um eine frische oder alte Verletzung handelt, meist als sehr unangenehm empfindet. Deshalb ist dieser Test in der Regel nur am narkotisierten Patienten aussagekräftig, weil der wache Patient instinktiv gegenspannt.

> **Der positive Test ist pathognomonisch für eine Insuffizienz des vorderen Kreuzbandes, aber an die Intaktheit des Tractus iliotibialis gebunden.**

■ Weicher Pivot-shift-Test

Der weiche Pivot-shift-Test ist weniger unangenehm und kann deshalb auch am wachen Patienten durchgeführt werden. Der Patient befindet sich in Rückenlage. Der Untersucher umgreift mit der einen Hand die dorsale Wadenmuskulatur, mit der anderen den Fuß und hält diesen in Neutral- oder Außenrotationsstellung. Das Hüftgelenk wird zusätzlich leicht abduziert. Aus dieser Stellung heraus werden nun bei axialem Druck auf Fuß und Unterschenkel vorsichtige Flexions-Extensions-Bewegungen im Knie durchgeführt (◘ Abb. 9.18). Dabei tritt eine vergleichsweise sanfte Subluxation in Strecknähe auf mit Reposition bei zunehmender Beugung. Der Ausschlag der Subluxation ist deshalb sanfter, weil der Schienbeinkopf durch die Hand des Untersuchers unterstützt wird.

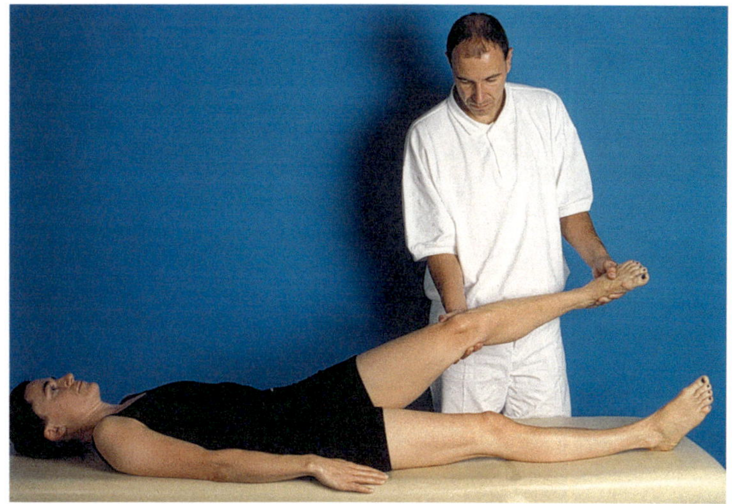

■ **Abb. 9.17** Pivot-shift-Test

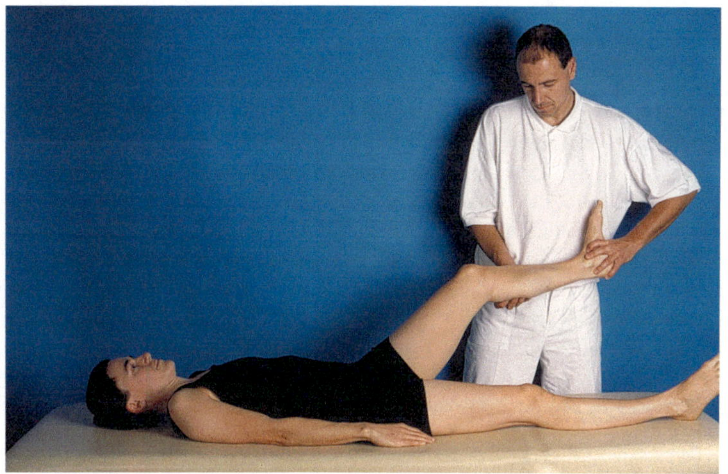

■ **Abb. 9.18** Weicher Pivot-shift-Test

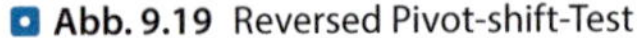

Abb. 9.19 Reversed Pivot-shift-Test

> Um eine reflektorische Muskelanspannung durch den Patienten zu verhindern, wird vor dem eigentlichen Stresstest das Knie mehrmals geführt durchbewegt, damit sich der Patient daran gewöhnt und die Muskulatur entspannt.

Reversed Pivot-shift-Test

Zur Beurteilung einer posterolateralen Instabilität wird ein umgekehrter Pivot-shift-Test in Bauchlage des Patienten durchgeführt. Der Untersucher umfasst dabei mit der einen Hand den außenrotierten Fuß, mit der anderen in Kniegelenkhöhe die Außenseite des Unterschenkels. Unter Valgusstress wird dann das zunächst gestreckte Knie langsam gebeugt (**Abb. 9.19**). Liegt eine posterolaterale Instabilität vor, subluxiert der Schienbeinkopf in eine hintere Schublade, sobald der Traktus über den äußeren Aspekt des lateralen Epikondylus nach dorsal gleitet und damit zum Antagonisten des hinteren Kreuzbandes wird. Unter nachfolgender langsamer Streckung des Kniegelenks wird extensionsnah, wiederum durch den Traktus vermittelt, der Schienbeinkopf in eine gelenkgerechte Position zurückgezogen, sobald der Traktus agonistisch wirkt.

- **Außenrotationstest**

Die Untersuchung wird in Bauchlage durchgeführt, das Kniegelenk wird gebeugt und in 30°- und 90°-Beugung isoliert geprüft. Dabei werden beide Füße vom Untersucher jeweils nach außen rotiert und eine etwaige Abweichung im Seitenvergleich registriert. Bei isolierter Läsion der posterolateralen Gelenkstrukturen ist die Außenrotierbarkeit nur in 30°-Kniebeugung erhöht und bei zusätzlicher hinterer Kreuzbandläsion auch bei 90°.

Unterschenkel

F. J. Müller, C. Schuster, B. Weigel
Klinische Untersuchungstests in Orthopädie und Unfallchirurgie,
DOI 10.1007/978-3-642-39691-5_10, © Springer-Verlag Berlin Heidelberg 2013

Um Torsionsabweichungen der Tibia z. B. nach einer Osteosynthese zu erfassen, lässt man den Patienten am Bettrand sitzen, sodass die Unterschenkel frei hängen. Der Untersucher umfasst beide Sprunggelenke und führt eine Rotationsbewegung nach außen und innen durch (Abb. 10.1). Eine Seitendifferenz weist auf eine Torsionsabweichung hin. Die Prüfung kann auch beim auf dem Bauch liegenden Patienten erfolgen. Die Unterschenkel werden dann bei 90°-Kniebeugung innen- und außenrotiert und der Bewegungsausschlag mit der unverletzten Seite verglichen.

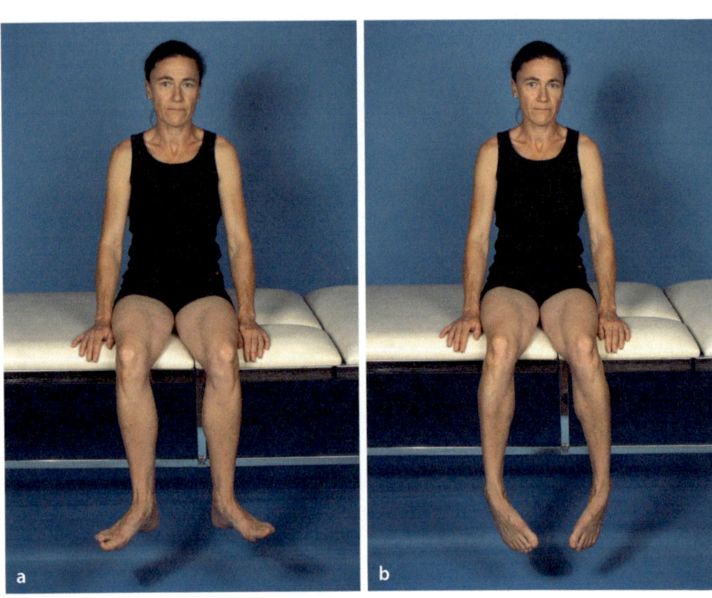

 Abb. 10.1a,b Torsionskontrolle Unterschenkel

Fuß

F. J. Müller, C. Schuster, B. Weigel

Klinische Untersuchungstests in Orthopädie und Unfallchirurgie,

DOI 10.1007/978-3-642-39691-5_11, © Springer-Verlag Berlin Heidelberg 2013

11.1 Achillessehne

■ Thompson-Test

Der Patient lässt in Bauchlage den betroffenen Fuß über das Ende der Untersuchungsliege hinausragen, oder beugt das Kniegelenk auf 90°. Dann führt der Untersucher eine kräftige Kompression der Wadenmuskulatur durch (■ Abb. 11.1). Bei intakter Achillessehne überträgt sich diese Kompression auf das Erfolgsorgan, den Fuß. Wird dieser plantarflektiert, ist der Test negativ. Bei rupturierter Achillessehne überträgt sich die Wadenkompression nicht auf die Ferse. Der Test ist positiv.

> ❯ **In manchen Fällen kann trotz kompletter Ruptur der Achillessehne eine geringfügige Plantarflexion ausgelöst werden. Diese Restfunktion wird durch die erhaltene Sehne des M. plantaris longus vermittelt. Sie spricht nicht gegen eine komplette Ruptur der Achillessehne.**

11.2 Sprunggelenk

■ Lateraler Sprunggelenk-Instabilitätstest

Dieser Test erfasst das Ausmaß der Taluskippung bzw. der lateralen Aufklappbarkeit. Hierzu wird der distale Unterschenkel des Patienten mit der einen Hand umfasst, mit der anderen die Ferse (■ Abb. 11.2). Dann kippt man den Rückfuß in der Knöchelgabel und ermittelt die Aufklappbarkeit im Seitenver-

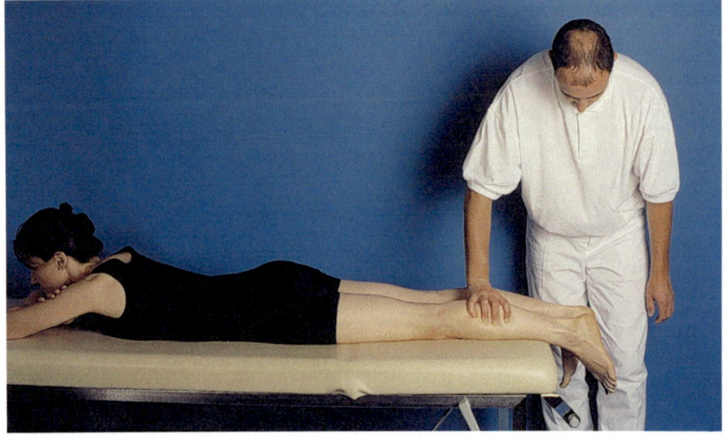

■ Abb. 11.1 Thompson-Test

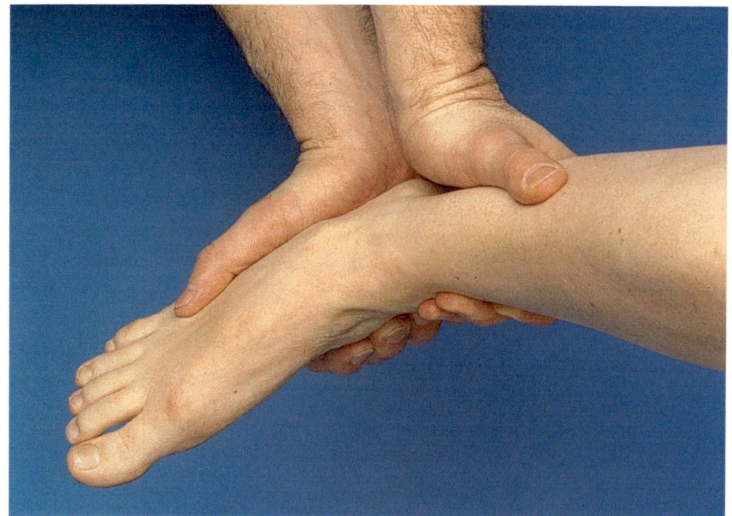

gleich. Es ist wichtig, die Taluskippung in leichter Spitzfußstellung von etwa 20°
zu untersuchen, weil die Talusrolle, die ventral breiter wird, in Hackenfußstellung in der Knöchelgabel arretiert steht und eine vermeintliche Bandstabilität
vortäuschen kann. Bei der alleinigen klinischen Prüfung kann nur zwischen
vorhandener oder nicht vorhandener, vermehrter Aufklappbarkeit im Seitenvergleich unterschieden werden. Eine quantitative Einschätzung ist nur radiologisch oder sonografisch möglich.

Schubladentest des Sprunggelenks

Der Untersucher umfasst von streckseitig den distalen Unterschenkel und palpiert mit Daumen und Zeigefinger den vorderen Gelenkspalt des oberen
Sprunggelenks. Mit der anderen Hand zieht er den Rückfuß aus der Knöchelgabel (Abb. 11.3). Dabei muss das obere Sprunggelenk wiederum in leichter
Spitzfußstellung von etwa 20°-Plantarflexion stehen, damit die Peronealseh-
nen, die in Hackenfußstellung durch Umlenkung um den Außenknöchel gespannt werden, nicht eine etwaige Instabilität maskieren können. Das Ausmaß
des Vorschubs wird klinisch im Seitenvergleich erfasst. Quantifizieren lässt es
sich, wie die Taluskippung auch, nur radiologisch oder sonografisch.

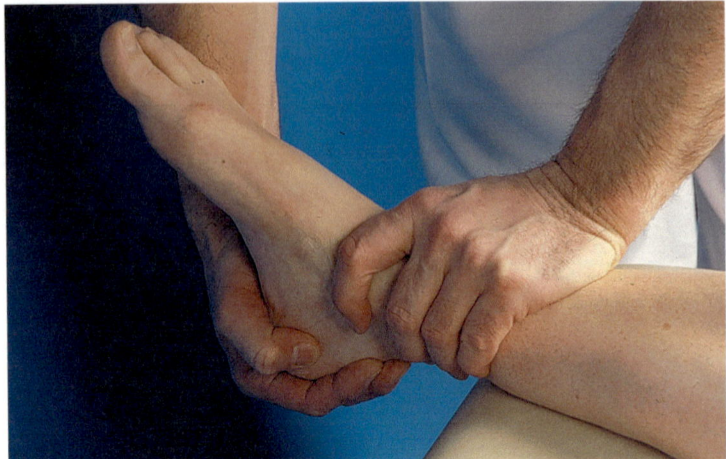

Abb. 11.3 Schubladentest des Sprunggelenks

■ Stabilitätstest des Subtalargelenks

Im Unterschied zum lateralen Sprunggelenk-Instabilitätstest wird dieser Test nicht in Spitzfuß-, sondern in Hackenfußstellung vorgenommen. Hierbei wird die Arretierung des Talus in der Knöchelgabel genutzt, um das obere Sprunggelenk zu stabilisieren und den Bandhalt im unteren isoliert erfassen zu können. Der Untersucher fasst dazu den distalen Unterschenkel mit einer Hand, mit der anderen den Rückfuß. Dabei drückt er gleichzeitig mit seinem Unterarm den Vorfuß des Patienten nach kranial, um die Hackenfußposition zu fixieren. Nun wird die Ferse nach medial gekippt und dabei die lateralen Kapsel-Band-Strukturen des Subtalargelenks gestresst (■ Abb. 11.4). Auch dieser Test ist bei alleiniger klinischer Prüfung nur im Seitenvergleich aussagekräftig. Das exakte Maß der Aufklappbarkeit kann radiologisch bestimmt werden.

■ Syndesmosentest nach Frick

Eine Instabilität der Knöchelgabel lässt sich klinisch erfassen, indem das obere Sprunggelenk des Patienten passiv in eine Hackenfußstellung gedrückt und gleichzeitig ein Eversionsstress ausgeübt wird (■ Abb. 11.5). Dadurch wird die ventral breiter werdende Talusrolle in die Knöchelgabel hinein gedreht und durch den Eversionstress zusätzlich aufgespreizt. Der Patient verspürt Schmerzen im Bereich der distalen Syndesmose.

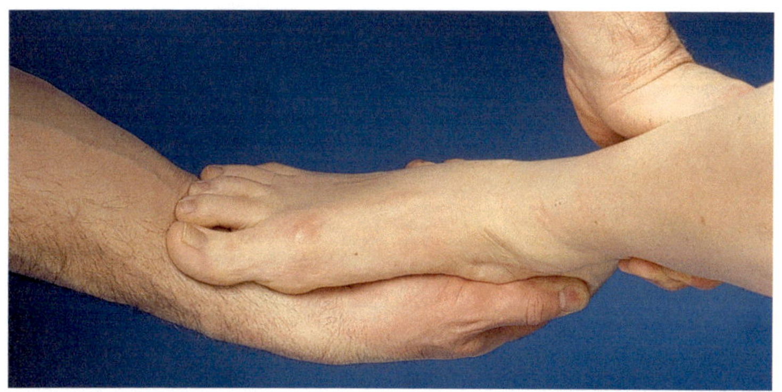

Abb. 11.4 Stabilitätstest des Subtalargelenks

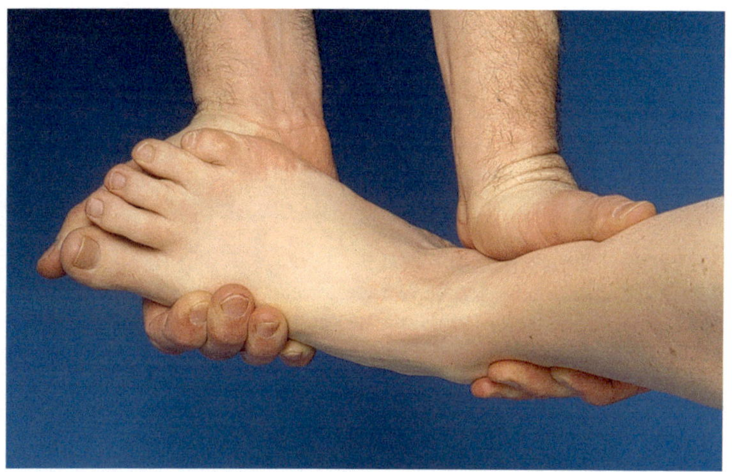

Abb. 11.5 Syndesmosentest nach Frick

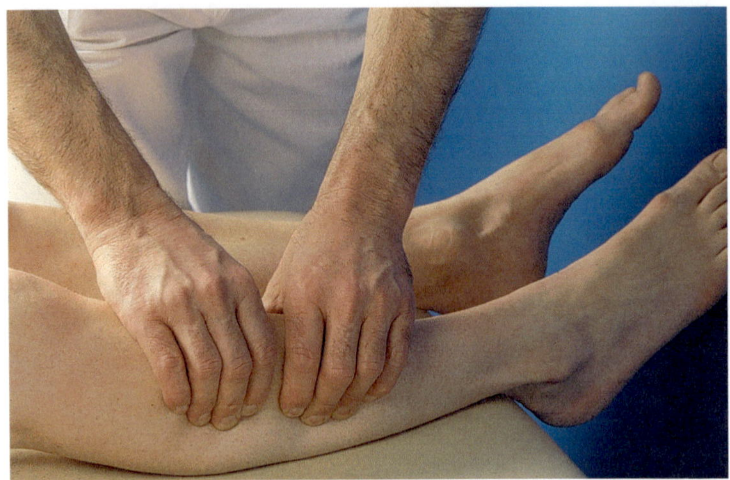

◘ Abb. 11.6 Syndesmosenkompressionstest, Squeeze-Test

■ Syndesmosenkompressionstest, Squeeze-Test

Der Untersucher drückt Fibula und Tibia in Schaftmitte des Unterschenkels aneinander (◘ Abb. 11.6). Bei rupturierter Syndesmose verspürt der Patient Schmerzen im Bereich der Knöchelgabel.

■ Peronealsehnen-Luxationstest

Der Patient wird aufgefordert, in Dorsalextension, also der so genannten Skihocke, eine Außenrotation und Eversion des betroffenen Fußes durchzuführen. Kommt es hierdurch zu einer Schmerzprovokation, kann dies ein Zeichen für eine Peronealsehnensubluxation sein, eine komplette Luxation sollte gut tastbar und sichtbar sein.

Serviceteil

F. J. Müller, C. Schuster, B. Weigel
Klinische Untersuchungstests in Orthopädie und Unfallchirurgie,
DOI 10.1007/978-3-642-39691-5, © Springer-Verlag Berlin Heidelberg 2013

Literatur

Akseki D, Ozcan O, Boya H, Pinar H (2004) A new weight-bearing meniscal test and a comparison with McMurray's test and joint line tenderness. Arthroscopy 20: 951–958

Baumgartl F, Thiemel G (1993) Untersuchung des Kniegelenks. Thieme, Stuttgart New York

Buckup K (1995) Klinische Tests an Knochen, Gelenken und Muskeln. Thieme, Stuttgart New York

Frick H (1978) Zur Entstehung, Klinik, Diagnostik und Therapie der isolierten Verletzung der tibio-fibularen Syndesmose 81: 542–548

Frisch H (1998) Programmierte Untersuchung des Bewegungsapparates. Chirodiagnostik. Springer, Berlin Heidelberg New York Tokyo

Habermayer P (2002) Schulterchirurgie, 3. Aufl. Urban & Fischer, München Jena

Hawkins RJ, Kennedy JC (1980) Impingement syndroms in atheltes. Am J Sports Med. 8: 151–157

Jacobsen K (1976) Stress radiographical measurement of the anteroposterior, medial and lateral stability of the knee joint. Acta Orthop Scand 47: 335–344

Karachalios T, Hantes M, Zibis AH, Zachos V, Karantanas AH, Malizos KN (2005) Diagnostic accuracy of a new clinical test (the Thessaly test) for early detection of meniscal tears. J Bone Joint Surg (Am) 87: 955–962

König DP, Bertram C, Kausch T, Rütt J (1998) Die klinische Untersuchung der Schulter. Sportverl Sportschad 12: 94–101

MacDonald SJ, Garbuz D, Ganz R (1997) Clinical evaluation of the symptomatic young adult hip. Sem Arthroplast 8: 3–9

Mizatolooei F, Yekta Z, Bayazidchi M, Ershadi S, Afshar A (2010) Validation of the Thessaly test for detecting meniscal tears in anterior cruciate deficient knees. Knee 17: 221–223

Müller W (1982) Das Knie. Springer, Berlin Heidelberg New York

O'Brien SJ, Pagnani MJ, Fealy S, Scott R (1998) The active compression test: A new and effective test for diagnosing labral tears and acromioclavicular joint abnormality. Am J Sports Med 26: 610–613

Ockert B, Haasters F, Polzer H, Grote S, Kessler MA, Mutschler W, Kanz KG (2010) Der verletzte Meniskus: Wie sicher ist die klinische Untersuchung? Eine Metaanalyse 113: 293–299

Postacchini F (1999) Lumbar disc herniation. Springer, Wien New York

Pettitt RW, Saiulor SR, Lentell G, Tanner C, Murray SR (2008) Yergason's Test: Discrepancies in description and implications for diagnosis biceps subluxation. 3(4): 143–147

Schober P (1937) Lendenwirbelsäule und Kreuzschmerzen. Munch Med Wochenschrift, 84: 336–338

Steinrücken H (1998) Die Differentialdiagnose des Lumbalsyndroms mit klinischen Untersuchungstechniken. Springer, Berlin Heidelberg New York Tokyo

Strobel M, Stedtfeld HW, Eichorn HJ (1995) Diagnostik des Kniegelenkes. Springer, Berlin Heidelberg New York Tokyo

Thompson TC, Doherty JH (1962) Spontaneous rupture of tendon of Achilles: a new clinical diagnostic test 2: 126–129

Van Riet RP, Bell SN (2011) Clinical evaluation of acromioclavicular joint pathology: Sensitivity of a new test. J Shoulder Elbow Surg 20(1): 73–76

Vleeming A, Albert HB, Östgaard CH, Stuge B, Sturesson B (2006) Evidenz für die Diagnose und Therapie von Beckengürtelschmerz – Europäische Leitlinien. Physioscience 2: 48–58

Walch G, Boulahia A, Calderone S, Robinson AHN (1998) The dropping and the hornblower's signs in evaluation of rotator cuff teras. J Bone Joint Sur Br. 80: 624–629

Weigel B, Nerlich M (1998) Diagnostik und Therapie der Bandverletzungen des Sprunggelenks. Chirurg 69: 994–1010

Winkel D (1994) Nichtoperative Orthopädie und Manualtherapie. Fischer, Ulm Stuttgart Jena Lübeck

Stichwortverzeichnis

T

U

V

W

Y

Z

Made in the USA
Monee, IL
07 July 2026

56552010R00074